はじめての

リハビリテーション

臨床倫理

ポケットマニュアル

編集責任者 藤島一郎

医歯薬出版株式会社

執筆者一覧

●編集責任者　藤島一郎（ふじしまいちろう）
●編集　藤島一郎，岡本圭史（おかもとけいし），上杉　治（うえすぎおさむ），内田美加（うちだみか），田中直美（たなかなおみ），中山京子（なかやまきょうこ）
　　　　（日本臨床倫理学会上級臨床倫理アドバイザー）
●執筆　浜松市リハビリテーション病院臨床倫理チーム

●執筆者

稲葉一人（いなばかずと）　日本臨床倫理学会副理事長・現弁護士・元判事・元検事

箕岡真子（みのおかまさこ）　日本臨床倫理学会総務担当理事，東京大学大学院医学系研究科医療倫理学分野客員研究員，箕岡医院院長

板井孝壱郎（いたいこういちろう）　日本臨床倫理学会理事，宮崎大学大学院医学獣医学総合研究科生命・医療倫理学分野教授，宮崎大学医学部附属病院中央診療部門臨床倫理部部長

◆浜松市リハビリテーション病院
日本臨床倫理学会認定臨床倫理アドバイザー

藤島一郎（ふじしまいちろう）　日本臨床倫理学会理事，病院長，リハビリテーション科医師

大野　綾（おおのりょう）　地域連携・患者サポートセンター，リハビリテーション科医師

重松　孝（しげまつたかし）　えん下センター長，リハビリテーション科医師

富田文子（とみたふみこ）　看護部看護師

中山京子（なかやまきょうこ）　看護部看護師

田中直美（たなかなおみ）　看護部看護師

西尾知佐（にしおちさ）　看護部看護師

勝山　恵（かつやまめぐみ）　看護部看護師

清水あすか（しみずあすか）　看護部看護師

細川智子（ほそかわともこ）　地域連携・患者サポートセンター看護師

内田美加（うちだみか）　地域連携・患者サポートセンター医療ソーシャルワーカー

内山郁代（うちやまいくよ）　リハビリテーション部理学療法士

照喜名将吾（てるきなしょうご）　リハビリテーション部理学療法士

髙橋瞭介（たかはしりょうすけ）　リハビリテーション部理学療法士

刑部　恵（おさかべめぐみ）　リハビリテーション部作業療法士

上杉　治（うえすぎおさむ）　リハビリテーション部作業療法士

榊原智佳子（さかきばらちかこ）　リハビリテーション部作業療法士

北條京子（ほうじょうきょうこ）　リハビリテーション部言語聴覚士

岡本圭史（おかもとけいし）　リハビリテーション部言語聴覚士

髙辻光加（たかつじひろか）　リハビリテーション部言語聴覚士

◆他の日本臨床倫理学会認定臨床倫理アドバイザー

豊田貴信　袋井市立聖隷袋井市民病院リハビリテーション室理学療法士
西岡静加　理学療法士
國枝顕二郎　岐阜大学医学部附属病院脳神経内科医師
金沢英哲　スワローウィッシュクリニック耳鼻咽喉科医師

◆その他　浜松市リハビリテーション病院職員

棚橋一雄　リハビリテーション科医師
森下一幸　事務部事務長
中道遥花　事務部経営事務課
丸井美奈　リハビリテーション部言語聴覚士
長沼里恵　リハビリテーション部言語聴覚士
杉山千奈　リハビリテーション部言語聴覚士

●浜りんくんイラスト原図

池田千鶴　聖隷藤沢ウェルフェアタウン聖隷デイサービスセンター藤沢作業療法士

はじめに

　臨床倫理はとても重要な問題であるが，リハビリテーション領域での関心は決して高いとはいえない．最近刊行されたリハビリテーション医学関連の教科書類にも倫理の記述はほとんど見当たらないし論文も少ない．リハビリテーションの現場では急性期病院などでみられる臓器移植，血液透析の継続，人工呼吸器取り外し，高リスク外科手術の可否など，生命に関わるひっ迫した場面は少ないが，リハビリテーション固有の倫理問題が多発している．退院後の生活の場の決定では本人の意思が尊重されない例が散見される．進行性の難病や癌のリハビリテーション，摂食嚥下障碍では終末期（人生の最終段階）医療に直面する場面も多い．認知症や高次脳機能障碍，自動車運転，訓練拒否や抑制の問題も含め，治療方針に関する不一致などで生じる倫理的ジレンマも多数存在する．しかしこれらは気づかれていないか，どうしてよいかわからないままに放置されている．本書は主に回復期リハビリテーションにおける倫理問題に光を当て，倫理を考えるきっかけとなればと思い作成した浜松市リハビリテーション病院における臨床倫理実践の報告である．まだよちよち歩きであるため，事例検討に関して「自分たちのほうがよく検討している」と思われる読者も多いかもしれない．

　本書は専門書ではない．しかし倫理と聞いて敬遠される内容を，可能な限り読みやすく解説しながら，倫理の基本はしっかり押さえられるように作成した．臨床倫理の第一人者である3人の専門家によるすばらしい解説と「臨床倫理キーワード」を読んでいただければ，リハビリテーション医療に必要な倫理の概要は理解できると思う．浜松市リハビリテーション病院の多くの事例をご覧いただければ現在の回復期を中心としたリハビリテーションにおける臨床倫理の問題点やジレンマが浮き彫りになると思われる．

　全くの初心者で，何も臨床倫理をご存じない方は第6章の「教育的アンケート」をご覧いただければと思う．その後，本

書を読んである程度理解したと思ったら再び第6章をご覧いただければどの程度倫理の理解が進んだかが実感できるはずである.

　誰しも病気になって，障碍を背負いたくはない．しかし，はからずも障碍を背負ってしまった人たちが生活に復帰するための支援を行うことが，リハビリテーションである．多職種が協働することによって行われるこの作業は，患者や家族が参加することで成立する．病気を中心に診る医療ではなく，生活を中心に診るリハビリテーション医療はそれ自体が十分に理解されていない．臨床倫理を考えるうえでもリハビリテーション医療の理解が不可欠であり，リハビリテーションに関する解説も記述した.

　本書が多くのリハビリテーション関連職種の皆様，また，リハビリテーション医療に興味をもつ多くの医療者にとって，リハビリテーションと臨床倫理を考えるきっかけになれば幸甚である.

2022年11月

編集責任者　藤島一郎

発刊に寄せて

　悔しさは，倫理の源泉だと思います．本書で提示されている事例のほとんどは，できなかった事例なのです．なかには，できたと思った医療者もいたと思いますし，できなかったことを言葉にしなかったケア提供者もいたと思います．しかし，浜松市リハビリテーション病院のケア提供者は，「悔しかった」ことをそのまま放置できなかったのです．だから，なぜもっとうまくできなかったのか，なぜもっと患者の満足に結びつけることができなかったのだろうかと自問したのでした．

　悔しかった事例で声をあげることは，皆の前で自分ができなかったことをさらすことであり，そして，できなかったことの指摘を他者から受けることでもあります．それだけに，仲間が大切なのです．できなかったことを他人事とせず，共有の問題とし，一緒に改善していこうとする仲間がいてこそできる作業なのです．

　仲間はリハビリテーション職だけでなく，医師・看護師・ソーシャルワーカーなどの職種を超え，また，スタッフや管理職（院長・事務長）という立場を超えたのです．

　倫理は，「患者にとって益になることをし，害になることをしない」（善行無危害）ことと，「患者が真に求めていることをする」（自律尊重）ことの2つを可能な限り一致させる活動といえます．

　つまり，本書は，「悔しいと思うケア提供者」が「思いを共有できる仲間」と，患者の意思に沿う最善のリハビリテーション医療を実現するために，どうすればよいかを悩み，考え，動いた物語といえると思います．

　「浜りん」と私との関係は，2017年初頭に浜松市リハビリテーション病院で講演と事例検討会（研修会）を行ったことに始まりました．以降コロナ禍でも続き，2023年1月には第11回となる予定であり，1回あたりの参加者は100名を超えました．受講者も，浜松市リハビリテーション病院の職員だけでなく地域の医

療・介護関係者も含まれ，しだいに病院と地域との「同じ倫理問題を語る」場となっていきました．私個人は，全国で（外部）倫理コンサルタントとして多くの病院・地域で臨床倫理活動をしていますが，ここ「浜りん」の事例検討会で大変鍛えられました．

「浜りん」の活動の最初は，研修会といった，もしかしたら「ちょっとしたきっかけ」だったかもしれません．その「ちょっとしたきっかけ」を，院内での事例検討（倫理コンサルテーション活動）につなぎ，とうとう本書に結びつけたのです．「悔しさ」を忘れずに，それをリハビリテーションの向上に結び付けた，多くの職員の方の努力を多としたいと思います．

私たち外部の者は，ケア提供者（そして本人・家族）の毎日の辛さを同時的に共有することはできません．しかし，仕組みを作って，皆さんの悔しさを晴らすための活動を支援することはできます．たとえば，日本臨床倫理学会の「臨床倫理認定士研修」や「臨床倫理上級認定士研修」などですが，「浜りん」は，これを上手に使い，人材の育成に組み入れていただきました．本書は，これから倫理活動を始めようとする病院・地域にも大きな示唆を与えてくれると思います．

また，本書はリハビリテーションの事例を中心に展開されていますが，倫理の考え方は，領域や事例を超えて学ぶ面が多いので，それぞれの臨床倫理を考える際に間違いなく役に立つと思います．

最後に，藤島先生へのお礼を申し上げたいと思います．臨床の現場で倫理問題が十分に対話できないのは，医師のもつ問題が大きいと私は考えています．しかし，それを超えていくために医師である藤島先生が場を作ってくださったということに，言葉で表せない，ご苦労とご自身の変容が必要だったと想像しています．心から敬意を表したいと思います．

「浜りん」は，「一人で考える倫理」を「仲間と考える倫理」に高めました．その流れを，国内ではまだできていない，「患者家族も含めて，一緒に考える倫理」にしていただくことを「浜りん」に期待することは，高すぎる期待ではないと思います．

日本臨床倫理学会副理事長　いなば法律事務所
弁護士　稲葉一人

用語について：「障碍」と「障害」

本書では「障碍」と「障害」の用字を採用している．

政府の公文書やリハビリテーション関係では「障害」が一般的に用いられているため慣れ親しんでおり読みやすいが，漢字そのものの意味をひもとくと次のとおりである．

害：1. きずつける．そこなう．悪い状態にする．
　　2. わざわい．（その）人に直接の原因がない不幸な事件．
　　　例「凶害・災害・惨害・冷害・干害・風水害」

碍：邪魔をする．妨げる．

「害」という漢字のもつ意味が差別的表現ではないかという視点から「障がい」を用いる場面も増えているが，文章に出てくると読みにくい．

一方，「障碍」は見慣れない字だが，もともとはこの用語が使用されていたとの説があり，当用漢字にないことから戦後に「障害」が当て字として登場してきたという経緯がある．

学会などでも最近は「障碍」が使用されつつあること，本書のテーマ「臨床倫理」の視点も考慮して，本書では，法律・制度や文書・論文など変更できないものを除いて「障碍」を用いることとした．

視点

各事例の末尾に「Dr. 藤島の視点」という項目があるが，これは本書の編集責任者としての「藤島一郎の視点」という意味である．浜松市リハビリテーション病院で臨床倫理の責任者として，藤島がスタッフの活動，事例を見ていて感じたことを素直に記載したものである．稲葉一人先生による専門家としての「外部コンサルタントの視点」も掲載されている．

目　次

臨床倫理キーワード

コラム一覧

PDF データのご提供について

　本書に掲載した事例を使用して，個人ワークやグループワークで事例検討会を開催できるように，各事例の事例検討シートPDF データを読者の皆様にご提供いたします（補足コラムも収載）．

　下記 URL または QR コードからアクセスのうえ，ご活用ください．

https://www.ishiyaku.co.jp/ebooks/266680/

浜りんファミリーの紹介

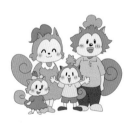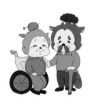

浜りん … 浜　倫太郎　　祖　父 … 徳太郎
　妻　 …　　　法子　　　祖　母 … 道子
息　子 …　　　律
　娘　 …　　　理子

臨床倫理の基礎知識

ぼく，浜りん！　基礎ってつまらないと思っていたけどおもしろい！　はまりそう

1—臨床倫理への関心の高まり

　臨床倫理は，よりよい「**医療者-患者関係**」を構築するためにある．医療にとって本質的でとても大切な要素である．言葉が堅いことやなじみが薄いことから，これまで注目されることは少なく，浸透してこなかった．しかし，ここ数年医学部のコアカリキュラムに臨床倫理が入り，日本医師会の「かかりつけ医研修」にも臨床倫理が入ったことなどから重要性が認識されるようになっている．さらに日本医療機能評価機構による病院機能評価にも「第1領域　患者中心の医療の推進」で「臨床倫理に関する課題を病院として検討する仕組みがあり，主要な倫理的課題について方針・考え方を定めて，解決に向けた取り組みが継続的になされていることを評価する」とあり，また，「第2領域　良質な医療の実践」において「医療行為が基本的に侵襲のあるものであることを考えれば，ことごとく倫理的な側面をもっているともいえるものであり，意識的にその問題を考える組織風土が期待される」などと臨床倫理に関する取り組みが評価されるようになり，各病院で急速に臨床倫理への関心が高まっている．その流れは地域医療や介護の場面にも広がりをみせている．

2—臨床倫理を議論する意義

　倫理を議論するには大変時間がかかる．しかし，その意義として，①医師および医療スタッフの不安が軽減する，②患者・家族の満足度が上がり，医療者のやりがいにつながるという点が挙げられる．①に関してはスタッフが独断で判断するのではなく多職種でカンファレンスを開くなどし，過程を記録に残すことでトラブルや法的リスクが軽減され，医師および医療スタッフを支えることにつながり，このことが②につながることになる．また，倫理を学んだスタッフの多くが「倫理的に議論す

るのはおもしろい」と語っている．これまで疑問に思っていたこと，すっきりせずモヤモヤしていたことなどに対する解決の糸口を見つけられて嬉しいという気持ちにつながる．つまり，倫理を議論することは時間をかける意義があるのである．さらに看護師や療法士その他の職種と医師のコミュニケーションがよくなり，チーム全体の意思統一が図られる．**医療者の QWL**（Quality of Working Life），働く環境がよくなることで，**患者の QOL**（Quality Of Life）向上につながる．

3—臨床倫理・3 つの誤解

板井（*2017*）によれば，臨床現場の「倫理」をめぐっては，医療従事者の間で**表 1-1** に挙げる 3 つの誤解があるという．

①については，日常診療の現場は倫理問題があふれており関係がないということはないし，倫理は決して最先端の医療に限った問題ではない．これこそまさに倫理的気づきの欠如といえる．

②についても大きな"落とし穴"がある．善意が独り歩きしたとき，それは「独善」になる危険が潜んでいる．

③は倫理原則を現場に「当てはめる」ことで，たちどころに解決するようなものではないという点で，そのとおりである．臨床倫理で現場の問題が解決につながることは少ない．実際に目の前の患者ニーズのうち，何に対し，どの程度，そしてどのように対応すれば，自己決定を「尊重」したことになるのか，よくわからない．しかし，これを**どう克服するか**に臨床倫理の奥深さがある．本書でこれら 3 つの誤解が少しでも解け，臨床倫理への理解が深まることを願っている．

表 1-1　臨床倫理・3 つの誤解

①倫理問題というのは先端医療の問題なのだから，日常診療の現場には関係ない．
②臨床の現場で，「共感的立場から，優しさと善意で患者に接する」ということは医療従事者として当然のことなのだから，今さらことさらに「倫理」を強調する必要はない．
③患者の自己決定権を重視するといった倫理原則は確かにとても大切だとは思うが「原理・原則」は抽象的すぎて，現場では結局活かすことができない．

4─インフォームドコンセントと倫理4原則，共同意思決定，人生会議

　臨床倫理の根幹をなすものは「説明と同意（Informed Consent（IC）：**インフォームドコンセント**」である．これは医療の大前提であるが，臨床現場ではここにも誤解があり，ないがしろにされているきらいがある．ICと**倫理4原則**については，本書第2章に稲葉先生のすばらしい解説があるのでぜひ熟読していただきたい．医療においては人格が尊重されなければならず，ICでは，十分な情報が提供され，それを患者が理解し，自発的になされた場合にのみ妥当性のある同意となる．ICは患者の意思決定支援，SDM（Shared Decision Making：**共有された意思決定**），ACP（Advance Care Planning：愛称「**人生会議**」）にもつながる．SDM，ACPについては第3章に箕岡先生から最新の情報を盛り込んだ詳しい解説があるのでご覧いただきたい．

5─意思決定の支援

　意思決定はそれほど容易ではないことをまず認識する必要がある．筆者は，日本人は意思決定が苦手であると考えているし，同意される方も多いであろう．医療においても同様である．診療方針に関して「先生にお任せします」と言われた経験が何度

臨床倫理キーワード
Shared Decision Making（SDM）

Shared Decision Making（SDM）：共有された意思決定

　SDMの日本語訳として，本書では「共有された意思決定」を採用した．「共有意思決定」と訳される場合もある．文字どおり意思決定が周囲の人と共有（share）されていることを意味する．

　SDMに対して「共同意思決定」ないし「協働意思決定」という言葉を使用している場面に出会う．医療者と患者が共同ないし協働して，患者にとって最善の治療に関して意思決定することを意味している．「共有された意思決定」よりも能動的な感じがする．日本語では「キョウドウ」に対して共同，協働，共働，協同などの漢字があるが，ほぼ同義の部分と異なる部分がある．「共有された意思決定」はさまざまなプロセスを経て最終的に決定された意思が，周囲の人と共有されている状態を意味していると筆者らは考えている．

もある．意思決定支援のプロセスに関して，「認知症の人の日常生活・社会生活における意思決定支援ガイドライン」（厚労省，平成30年6月）では以下の3つが挙げられている．

①意思**形成**支援：適切な情報，認識，環境の下で意思が形成されることの支援

②意思**表明**支援：形成された意思を適切に表明，表出することの支援

③意思**実現**支援：本人の意思を日常生活・社会生活に反映することの支援

　これは認知症に関してのガイドラインではあるが，リハビリテーション患者についても当てはまる．意思決定は容易ではないし，意思決定をしてこなかった日本人が病気や障碍を背負った時点で決定を迫られても，すぐにできるものではない．前述の3つ（形成，表明，実現）を優しく時間をかけて粘り強く支援することが大切と考える．本来は本人の意思決定支援であるが，代理判断者の意思決定支援もある．患者を医学的対象から，広く社会的存在者として捉え支援することが，リハビリテーションにおいてはきわめて重要である．

6─倫理コンサルテーションと 倫理カンファレンス

　臨床倫理では倫理コンサルテーションと倫理カンファレンスが重要な役割を果たす．これらは医療ケアチームの意見不一致を解決するために行われ，患者，家族，代理判断者，医療従事者，その他の関係者が，医療やケアのなかで生じる価値の違いによる対立を解消するために行われる．

　倫理コンサルテーションは，倫理の勉強や経験を積んだスタッフが行うサービスである．先進的な取り組みが行われている名古屋第二日赤病院では「困った事例」が発生するとすぐに「倫理コンサルテーションチームに連絡」が入り，「情報収集・事実確認」の後「チーム会議」が行われ，「問題が明確化」され，すぐ「支援」が開始され，「倫理カンファレンスの開催」につなげるなどの「システム」ができあがっている（*野口, 2021*）．浜松市リハビリテーション病院は当初，専門に勉強したスタッフが不在であったため，コンサルテーション業務は不

可能であり，カンファレンスで倫理問題に対処していた．その後，日本臨床倫理学会の臨床倫理アドバイザー（さらに上級アドバイザー）が誕生して，相談業務を行えるようになった（▶8章）．

　倫理カンファレンス（*藤島, 2019*）は，担当者（患者家族を含むこともあり）および外部の関係者が一堂に会して問題点を整理し，価値観の違いによる対立を解消するために行われるもので，倫理アドバイザーがファシリテーターとなる．一方，倫理カンファレンスは何か特別なことと思われるかもしれないが，実際には，日常診療の現場で行われているカンファレンス（リハビリテーションカンファレンスも含めて）は，すべて「倫理カンファレンス」だといっても過言ではない．カンファレンスは，「患者にとって最善の医療」を提供するために，医療スタッフが「最善」を意識して議論することであり，まさに「何が善くて，何が善くない（悪い）のか」という善悪の判断，すなわち"倫理的判断"を行うことに他ならない．この「患者の最善」のためにカンファレンスを開いているという意識をもてば，「すべてのカンファレンスは倫理カンファレンスである」ということになる．

7—ジレンマ

　さて，臨床倫理で問題となる**ジレンマ**（dilemma）とは，どちらかを選ぶとどちらかが成り立たない状況，板挟み，あちら立てればこちら立たず，二律背反，すっきりしない辛さのことである．3つあればトリレンマ（trilemma，恋愛の三角関係と似ている？）となる．ジレンマは解決することはなくいつまでも残る（▶第7章「それでもジレンマは残る」）．よくあるジレンマの例として抑制を考えてみる．抑制は人権侵害だが，安全管理上必要であり，どちらかを選ばなければならない場面があり，どちらを選んでもすっきりした解決にはならないことがある．この例を考えると，臨床倫理は医療安全と密接なつながりがあることがわかる．本書ではこの問題に関して第4章で板井先生に詳しく解説いただいている．

　ジレンマは単なる悩みではなく，大きく分けて2つがある．1つは医療者には最善が見えている場合であり，患者に「推

奨」する選択肢を提案できる場合である．この「推奨」を患者が受け入れない場合に生じる．ただし，そもそも医学的エビデンスは確率の問題，臨床判断を助けるものであって，絶対の正解ではない．医学は不確実なものであり，医療者には最善に見えても，絶対はないことに留意する必要がある．もう1つは医療者にも最善が見えていない（正解がない）場合である．この場合は相対的に許容される，善いとも悪いともいえないが，絶対悪ではないので「善し」とする，許容される選択をすることになる．つまり答えはないので落としどころを探ることになる．医療者も患者も自信はなく，ジレンマは泥沼化し，何が何だかわからなくなる事態につながることもある．責任感のある医療者ほど，倫理問題を自分一人で解決しようと抱え込んでしまい，「倫理的感受性（ethical sensitivity）」の高い医療者であればバーン・アウトしてしまう危険がある．そうならないように臨床倫理では**「いかに悩むか」**という方法論／スキルを身に付けることが必要である．「倫理カンファレンス」の役割は「独善」を防ぎ，お互いにピア・カウンセリングをしながら，ジレンマを倫理的に考える力を養う場にもなっている．絶対の正解はなくても，相対的に許容される選択に向かって，感情に振り回されることなく，根拠をもって倫理的に考えるプロセスこそが重要である．倫理的であるためには「論理的」でなければならないとされる（*板井, 2021*）．

8―患者を「知的腕力」でねじ伏せない

　臨床倫理を学ぶことは相手（患者，家族，他の医療者すべて）の価値観に共感して対話することの大切さを知ることである．特に患者に対しては情報を伝えるだけの「情報伝達型コミュニケーション」や，行動を促し，押しつけのリスクがある「行動指示型コミュニケーション」となりがちである．患者に対して「知的腕力でねじ伏せる」のではなく，価値観に共感しつつ**「心理支援型コミュニケーション」**を心がける必要がある．誰もが納得する結論につながることは多くなくても，対話を通じてともに考えるプロセスが大切である．

文献

・板井孝壱郎：ベッド・サイドにおける倫理コンサルテーション〔櫻井浩子，加藤多喜子，加部一彦（編）：「医学的無益性」の生命倫理〕．pp 3-16，山代印刷出版部，2017．

・板井孝壱郎：倫理的ジレンマを解決するための方法．嚥下医学，10（1）：20-29，2021．

・野口善令（編）：名古屋第二日赤流　臨床倫理コンサルテーション．pp30-34，羊土社，2021．

・藤島一郎：倫理カンファレンス．リハビリナース，12：51-53，2019．

（藤島一郎）

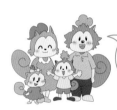

「浜りん」っていう名前は，はじめ「浜リス」だったんだ．病院にたくさんリスがいるからなんだけど，いつの間にか「浜りん」って呼ばれるようになり，OT の池田千鶴さんが家族も含めてイラストを書いてくれるようになったんだ．

臨床倫理キーワード

尊厳

人格に備わる，何者にも優先し，他の物で取って代わることができない絶対的な価値

　倫理を考えるうえでの最も大切な概念は尊厳である．尊厳は「人格に備わる，何者にも優先し，他の物で取って代わることができない絶対的な価値である（カント）」といわれる．人間は一人ひとりかけがえのない存在であり，つねに一人の人（person）として尊重される必要がある．生きていることそれ自体に価値がある．尊厳は認知症で語られることが多いが，リハビリテーション領域でも，意識障碍や高次脳機能障碍をもった患者の尊厳をつねに大切に扱う必要がある．

文献

・箕岡真子：認知症ケアの倫理．ワールドプランニング，2010．

・箕岡真子：臨床倫理学入門．pp1-7，へるす出版，2017．

倫理カンファレンスの進め方と
各種事例

1― 4分割表と倫理カンファレンスの進め方

　臨床倫理の問題を4原則（▶ p43）で考えると，何が問題で対立しているか対立構造がわかりやすく，医療現場で用いやすい（瀧本，2014）．一方，4原則を当てはめることだけを考えると，思考せずに原則論となってしまうこと（箕岡，2018）や具体的な行為指針を導くことが難しいともいわれる（赤林，2005）．そこで多職種で議論するためにJonsenが提唱した**4分割表**（白浜，2006）がしばしば使われる．4分割表は，患者情報を【医学的事項ないし適応】【患者の意向】【QOLなど】【周囲の状況】の4つのいずれかに分類し整理する（**表1-2**）．これらについて詳細に記載する．

　4分割表の記載方法（稲葉，2019）は，①どこから記載してもよいし，どこに記載するかよりも多く記載する，②どの欄に当てはまるかわからない内容は【周囲の状況】に記載する，③家族の意思は，【患者の意向】でも【QOLなど】でもよい，④【QOLなど】は“誰の”基準によって測るのかに注意し，過去・現在・将来と比べてみるとわかりやすい．4分割表を作成するにあたり一番重要なことは【医学的事項ないし適応】である．その理由は“医学的事実（fact）と倫理的価値判断（value）の関係（藤島，2016）（**図1-1**）”を考えると理解しやすい．医学的事実とは，検査や画像診断の結果，および診断名や予後などを指し，倫理的価値判断とは，それらの事実をふまえて，各個人の価値観や信念・良心に従って判断・行動することである．正確な医学的事実がなければ真の倫理的価値判断はできない．つまり，【医学的事実】が正確でなければ【患者の意向】やそれ以外の項目があいまいとなってしまうのである．また，正確な医学的事実であったとしても倫理的価値判断は一つではない．【患者の意向】をそのまま鵜呑みにするのではなく，患者の真意に近づくために倫理的価値判断をした背景や理由“な

ぜなのか？"を確認することを念頭に置いておく．4分割表を記載すると，複雑な患者情報を整理することができ，倫理的問題やジレンマが明確になることがある．しかし，4分割表を完成させたとしても方針が導き出せるというわけではない．繰り返しになるが，4分割表は多職種で議論するための"ツール"であることを忘れてはならない．

表1-2 Jonsenの4分割表（白浜，2006より一部改変）

医学的事項ないし適応 （Medical Indications） 善行と無危害の原則	患者の意向（Patient Preferences） 自律性尊重の原則
1. 患者の医学的問題は何か？ 　病歴は？　診断は？　予後は？ 2. 急性か，慢性か，重体か，救急か？ 　可逆的か？ 3. 治療の目標は何か？ 4. 治療が成功する確率は？ 5. 治療が奏効しない場合の計画は何か？ 6. 要約すると，この患者が医学的および看護的ケアからどのくらい利益を得られるか？　また，どのように害を避けることができるか？	1. 患者には精神的判断能力と法的対応能力はあるか？　能力がないという証拠はあるか？ 2. 対応能力がある場合，患者は治療への意向についてどう言っているか？ 3. 患者は利益とリスクについて知らされ，それを理解し，同意しているか？ 4. 対応能力がない場合，適切な代理人は誰か？その代理人は意思決定に関して適切な基準を用いているか？ 5. 患者は以前に意向を示したことがあるか？事前指示はあるか？ 6. 患者は治療に非協力的か，または協力できない状態か？　その場合，なぜか？ 7. 要約すると，患者の選択権は倫理・法律上，最大限に尊重されているか？
QOL（Quality of life）など 善行と無危害と自律性尊重の原則	周囲の状況（Contextual Features） 忠実義務と公正の原則
1. 治療した場合，あるいはしなかった場合に，通常の生活に復帰できる見込みはどの程度か？ 2. 治療が成功した場合，患者にとって身体的，精神的，社会的に失うものは何か？ 3. 医療者による患者のQOL評価に偏見を抱かせる要因はあるか？ 4. 患者の現在の状態と予測される将来像は延命が望ましくないと判断されるかもしれない状態か？ 5. 治療をやめる計画やその理論的根拠はあるか？ 6. 緩和ケアの計画はあるか？	1. 治療に関する決定に影響する家族の要因はあるか？ 2. 治療に関する決定に影響する医療者側（医師・看護師）の要因はあるか？ 3. 財政的・経済的要因はあるか？ 4. 宗教的・文化的要因はあるか？ 5. 守秘義務を制限する要因はあるか？ 6. 資源配分の問題はあるか？ 7. 治療に関する決定に法律はどのように影響するか？ 8. 臨床研究や教育は関係しているか？ 9. 医療や施設側で利害対立はあるか？

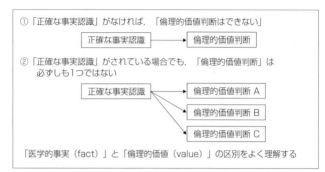

① 「正確な事実認識」がなければ，「倫理的価値判断はできない」

正確な事実認識 ⟶ 倫理的価値判断

② 「正確な事実認識」がされている場合でも，「倫理的価値判断」は必ずしも1つではない

正確な事実認識 ⟶ 倫理的価値判断 A
⟶ 倫理的価値判断 B
⟶ 倫理的価値判断 C

「医学的事実（fact）」と「倫理的価値（value）」の区別をよく理解する

図 1-1　医学的事実と倫理的価値判断の関係（藤島，2016）

　ここからは多職種で議論する**倫理カンファレンス**について述べる．倫理カンファレンスにははっきりとした定義や方法があるわけではないが（稲葉，2018），前述した4分割表がしばしば用いられている．浜松市リハビリテーション病院でも倫理カンファレンスでは4分割表を用いており，病院スタッフのみ（Staff 型）と患者本人・家族が参加する（Patient 型）形式の2種類がある（岡本，2018）．倫理カンファレンスの目的は，患者本人の意思決定を支援することと，相談者（当該職員）の悩み（倫理的問題やジレンマ）を支援することである．参加者は，単職種でなく多職種であることが望ましい．その理由は，それぞれの職業倫理や患者をみる視点（大切にしていること）が異なるためである．倫理カンファレンスの進め方を以下に示す．

倫理カンファレンスの進め方

・司会（ファシリテーター）は中立の立場で参加者が発言しやすい雰囲気を保つ．
・事前に主治医や担当者が記載した4分割表を供覧（もしくはその場で記載）しながら，患者情報と悩み（倫理的問題やジレンマ）を皆で共有する．
・結論を急ぎすぎず，多様な意見を聴いて皆で考えるプロセスを大切にする．
・事実なのか？それとも意見や価値なのか？を明確に区別する．
　例：胃瘻は手術が必要（事実）であり，やるべきではない

（価値）

・発言者へなぜそう考えたのか理由や背景を語ってもらうことで，発言者の規範や価値を共有できる．

・各自の価値観は相違があるものと理解し，互いの意見を尊重し批判や否定をせずに傾聴する．

・治療におけるガイドラインがある内容については，ガイドラインの内容も考慮する．

・カンファレンスで挙がった意見から，次の一歩（方針）を明確にする．

　倫理カンファレンスは，事例を多職種で倫理的に検討する機会であり，正解を導き出すというものではない．誰もが納得できる結論を導き出すことは難しいかもしれないが，多職種で議論するプロセスのなかで"新たな一歩"が見つかる可能性がある．筆者も，解決困難と思われた事例で解決の糸口が見出せたことを経験している（*岡本，2018；岡本，2019*）．日常臨床において「何かおかしい，モヤモヤする」という違和感には倫理的問題やジレンマが潜んでいる可能性がある．多忙な臨床業務のなかで多職種で検討することは簡単ではないが，まず倫理カンファレンスを開催して皆で議論することが大きな第一歩になるのではないだろうか．もし倫理カンファレンスを開催できなかったとしても，通常のカンファレンスに倫理的視点を入れることもよい．

　本書の各章で，浜松市リハビリテーション病院で経験した具体的な事例を紹介する．

2―事例について

事例の形式

　本書の事例は，主に以下の形式で構成されている．

【患者プロフィール】事例の概要

【事例の経過】4分割表作成時点までの経過

【4分割表】医学的事項ないし適応，患者の意向，周囲の状況，QOLなど

【倫理的問題およびジレンマ】担当者が考える事例の問題

【倫理カンファレンスでの検討結果と方針】4分割表による

検討結果と方針
【本事例の経過と帰結】倫理カンファレンス後の経過
【まとめ】事例の振り返りや考察

　本書に掲載した事例を使用し，個人ワークやグループワークで事例検討会を開催できるように，各事例の【患者プロフィール】【事例の経過】【4分割表】【倫理的問題およびジレンマ】を記載した事例検討シートを作成した（PDFのダウンロード方法は巻頭「PDFデータのご提供について」を参照）．また，【患者プロフィール】【事例の経過】までを使用して4分割表の記載を練習するという方法もある．各施設で倫理カンファレンスの模擬事例として使用し，浜松市リハビリテーション病院での検討と比較することもできるため，ご活用いただければ幸いである．

文献

・稲葉一人：倫理カンファのめざすもの．Modern Physician, 38（1）：5-8, 2018.
・稲葉一人：リハビリテーション医療における臨床倫理　2．臨床倫理カンファレンスの進め方．Journal of CLINICAL REHABILITATION, 28（10）：1005-1009, 2019.
・岡本圭史・他：重度嚥下障害患者における対応－臨床倫理カンファレンスを行った1症例－．日本摂食嚥下リハビリテーション学会雑誌, 22（1）：46-51, 2018.
・岡本圭史・他：リハビリテーション医療における臨床倫理　3．誤嚥性肺炎を反復した重度嚥下障害遷延症例の臨床倫理．Journal of CLINICAL REHABILITATION, 28（11）：1088-1091, 2019.
・白浜雅司（訳）：序文〔赤林　朗，蔵田伸雄，児玉　聡（監訳）臨床倫理学 第5版〕．pp1-13, 新興医学出版, 2006.
・瀧本禎之：心身医学で知っておきたい臨床倫理の基礎と実践．第2回 臨床倫理の実践：医療倫理の基本四原則．心身医, 54（4）：371-372, 2014.
・堂囿俊彦：その他の倫理理論〔赤林　朗（編）：入門・医療倫理Ⅰ〕．pp69-88, 勁草書房, 2005.
・藤島一郎：摂食嚥下障害における倫理の問題．JPN J Rehabil Med, 53：785-793, 2016.
・箕岡真子：倫理4原則を賢く使うために～ for wise and appropriate use of Ethical Principles ～．臨床倫理, 6：5-6, 2018.

（岡本圭史）

経鼻胃栄養チューブ自己抜去を繰り返す患者へのミトン装着について

Case 1

1. 患者プロフィール

症 例 80歳代後半女性

診断名 右被殻出血

障碍名 左片麻痺，嚥下障碍

生 活 要介護5の夫と特別養護老人ホームに入所中，ADLは入浴以外自立していた

2. 事例の経過

　右被殻出血発症後，左片麻痺と嚥下障碍が残存しリハビリテーション目的のためリハビリテーション病院に転院となった．

　転院後よりミキサー食を45°リクライニング位で3食提供開始した．しかし，覚醒不良にて経口摂取が進まず，経鼻胃栄養チューブ（以下，NGチューブ）を挿入し経管栄養開始となった．NGチューブは挿入困難でガイドワイヤーが必要であった．その後，NGチューブ自己抜去があったためミトンを装着したが，本人の拒否が強かった．経口摂取と経鼻経管栄養を併用したものの経口摂取量が増えないため，本人の好みを確認し家族に差し入れをしてもらったが，摂取量に変化はなかった．また，本人・家族ともももとの施設に戻ることを希望していたが，施設は経鼻経管栄養患者の受け入れはできないと返答があった．もともと患者本人も経鼻経管栄養は希望していなかった．

3. 倫理的問題およびジレンマ

・ミトン装着を拒否する患者に対して患者の希望どおりミトンを外したが，自己抜去があり，再挿入は困難でガイドワイヤーの使用が必要であった．

・経口摂取が進まない患者にNGチューブを再挿入しなければ，必要エネルギー量を確保できない．

・もともと入所していた施設は，経鼻経管栄養患者の対応不可であるが，患者・家族はその施設へ戻りたいとの希望がある．

・NGチューブ，抑制，退院先などすべて困難に思える．どうしたらよいか？

● 4分割表

医学的事項ないし適応	患者の意向
・80歳代後半女性，右被殻出血，左片麻痺，嚥下障碍，短期記憶障碍 ・心房細動にDOACを使用 ・左片麻痺は重度（BRS Ⅱ-Ⅱ-Ⅱ） ・昼夜逆転傾向，覚醒にむらがある ・**意識障碍は回復可能性あり** ・嚥下検査にて嚥下食を何とか摂取可能だが，経管栄養が必要 　Gr：5A　Lv：5A ・**NGチューブ挿入はガイドワイヤーが必要** ・摂食条件は60°リクライニング位，嚥下調整食3，水分とろみ，1日2食，摂取量0〜5割	・**早く退院したい** ・**NGチューブは嫌**（入院中3回自己抜去） ・**ミトンはもっと嫌**（歯で引っ張り，何回か自己で外している） ・ミトンを外そうとして歯が折れた ・食べたくないのに食べさせようとすると「こんなことしても意味がない」と発言 ・病院の食事はまずくて食べたくない，好きな物を好きな時間に食べたい（唐揚げ，娘が作ったスープ）
QOLなど	周囲の状況
・夫と同じ特別養護老人ホームに入所中 ・発症前は入浴以外のADLは自立 ・**NGチューブ挿入**，延命治療は希望していない ・これまで裕福に育ち，困難な状況に対応する力は弱いのではないか（長女より） ・今が人生のなかで一番困難な状況	・長女は市内在住，本人の好物を差し入れるなど協力的 ・**施設は経鼻経管栄養のある患者の入所は不可能だが看取りは可能** ・施設に戻るための期限が決められていた ・長女はもとの施設に戻ってほしいと希望している ・もとの施設に入所できなければ，対応可能な施設へ方針変更も検討

4. 倫理カンファレンスでの検討結果と方針

　アドバイザーを含むスタッフで倫理カンファレンスを開いた.
・長女や本人はもとの施設への入所を希望しているが，経口摂取が進まないままもとの施設へ戻った場合に患者の健康・生命にどんな影響が出るか，状態が悪くなったときにどうするか考えているかを確認する必要がある.
・どうしてもとの施設に戻ることを希望しているのか？確認と検討が必要である.
・覚醒むらに関して，まだ血腫吸収で回復の余地がある. 薬剤による副作用が関係していないかどうかの検討も必要である.

・入院自体を拒否しているが，入院しているメリットは何か．
・現在の嚥下状態を再度評価したうえで，施設へ情報提供する．

5. 本事例の経過と帰結

　倫理カンファレンス実施後，医師より患者・長女・施設職員に面談を行い，方向性の確認をした．施設側は経口摂取量が少なくても対応は可能であり，看取り対応も可能であるとのことだった．長女は患者の夫のいる施設に戻り，夫婦で過ごすことがお互いにとって必要な関係性であると考えている．しかし，経口摂取が進まず生命に危険があるような場合，そのまま看取ることはできるか確認したところ，もう一度考えてみたいとのことだった．

　その後，再度 NG チューブ自己抜去があったが再挿入せず，この時点でミトン装着も解除とした．長女からの差し入れや，あいーと ®（本人が好きな嚥下食）を利用し 3 食経口摂取を継続したが，毎食 2 〜 5 割程度の摂取量であった．しかし，NG チューブやミトンが解除されたことで本人の表情は穏やかになり，笑顔もみられるようになった．退院に際し嚥下機能を再評価し，現在の食事（軟菜レベル）は嚥下可能であり，一口大にすれば本人が希望する物でも摂取可能であることがわかった．本人が安楽なシーティング体位などの情報を提供し，もとの施設に退院となった．

今回の事例は，患者の自律尊重原則と善行原則（必要な水分とエネルギーを投与）が対立していた．また，退院先として希望していたもとの施設では，患者の生命維持を考えた場合，適切な場所といえるのかも悩んだ．今回は患者の3回目のNGチューブ自己抜去がきっかけで3食経口摂取に切り替えミトン装着は解除としたが，必要な栄養は確保されていない状態であった．それでも患者の笑顔がみられるようになり，施設側の意向が確認できたこと，医療者としても患者のメリットになるようにチームで対応し，患者・家族の希望する退院ができた．しかし，これでよかったのか，施設で十分食べられず脱水，低栄養のリスクにさらしてよいのか？などという医療者側の不安は解消されていない．

Dr. 藤島の視点

脳卒中急性期から回復期では，機能がリハビリテーションとともに回復する．その間の全身管理において医学管理上，経鼻経管栄養が必要となることは多い．改善が見込めるのであれば一時的に患者が嫌がっても抑制をして必要な処置を行うことがある．「切迫性」「非代替性」「一時性」の3つの要件を満たすと判断するためである．しかし，本事例のように「NGチューブ挿入はもともと希望せず，延命治療も希望していない」という場合は難しい．臨床現場はつねにジレンマのなかで動いている．

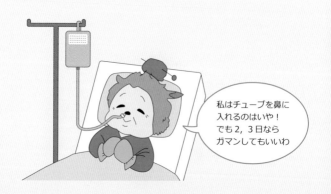

私はチューブを鼻に入れるのはいや！でも2，3日ならガマンしてもいいわ

Case 2　多様な高次脳機能障碍により
医療者・家族が対応に難渋した事例

1. 患者プロフィール

症 例 40歳代男性
診断名 脳室内出血，急性水頭症
障碍名 記憶障碍，注意障碍，社会的行動障碍（以下，行動障碍），病識低下
生 活 妻と娘との3人暮らし

2. 事例の経過

　入院当初は水頭症の影響で覚醒不良があり，基本動作は重介助でコミュニケーションも困難であった．水頭症治療のために転院し，水頭症シャント術後に再入院．覚醒状態は改善し，基本動作は自立したが，病識低下と記憶障碍，行動障碍を主とする多様な高次脳機能障碍が目立ってきた．生活場面において，自宅退院希望が強く頻回に離棟・離院するようになった．体格がよく行動の制止が困難であり，その度に筋肉注射により行動抑制を余儀なくされた．注射後にも興奮状態が落ち着かないときには，安全確保のため療法士が自宅まで同行しそのまま自宅外泊ということもあった．

3. 倫理的問題およびジレンマ

・帰宅願望が強く離院や離棟を繰り返す患者への対応について薬剤や筋肉注射などを用いて行動抑制をすることが適切なのか．

・行動障碍がある患者に対して，どこまで入院中に生活の基盤を構築するべきなのか．もしくは，早期の自宅退院で外来や生活訓練施設を利用していくことがよいのか．その場合，自宅での過ごし方はどうするのか．外的アプローチによる環境調整，サービス調整もあわせて自宅退院につなげるべきなのか．

・本人は早く自宅に帰りたい気持ちが強いが，家族は現在の状態（記憶面，精神面，行動面）で帰って来られると困ると思っており，その点は医療スタッフも理解できる．今後の生活の場をどこにしたらよいか？

1

臨床倫理の基礎知識

● 4分割表

医学的事項および適応	患者の意向
・40歳代男性，脳室内出血，水頭症シャント術後 ・180cm，90kg（学生時代運動部） ・基本動作自立，記憶障害，注意障害，前頭葉機能低下，作業記憶，エピソード記憶も障碍 ・日中臥床傾向で離床，入浴，訓練拒否（屋外散歩や運動実施には協力的） ・**暴言，暴力（非常口鍵を破壊），離棟，離院に対して筋肉注射にて抑制**．注射後も興奮状態が落ち着かず離棟する際は療法士が自宅まで同行．行動障害（易怒性，意欲・発動性低下），病識低下が顕著となり入院中の機能改善は難しい．**時間をかけた環境調整が有効ではないかと考えられた**（目標に対して徐々にステップアップしていける体制づくりが重要と思われた）．	・**早く家に帰りたい**．自宅退院後もすぐにもとの仕事や生活はできる．現在，今後も困ることはない ・焼き肉が食べたい ・リハビリテーションはしんどい，家に帰りたい
QOL など	周囲の状況
・易怒的になることが増えるようであれば別の薬剤を検討する必要があるが，それでよいか．または精神科病院への入院も検討する必要があるが，それでよいか ・**自宅退院は本当に本人・家族にとって幸せか？** ・**易怒的・拒否的な要因は何か？** 訓練の目的が理解できない，困ることはないと思っていることが原因か？	・実母，妻，幼児との3人暮らし．実母は昼夜手助けできるが別居（近隣）．現在は毎日来院．妻は仕事，育児で精一杯．1か月に2回程度来院（訓練見学などはなし） ・妻，実母：まずは記憶面，意欲面の改善が少しでも図れればよいと思っている ・**現状で自宅退院後に日中1人で自宅生活ができるとは思えない**．今退院は困る．今後，デイサービス，訪問（妻は拒否しているが），生活訓練を利用して生活リズムを構築することはできそう

4. 倫理カンファレンスでの検討結果と方針

　どのような対応が望ましいのかを検討するため4分割表にて問題点を整理し，スタッフ間で倫理カンファレンスを行った．
・帰宅願望が強くなり，興奮状態になることで離棟や離院につ

ながっているのは，患者が現状や入院の必要性を理解していないことが一因ではないかということを担当スタッフで共有した．あらためて患者へ「入院目的と入院期間」を明快に説明することとした．また，家族に対して今後の生活のイメージやサポート体制について説明して，支援体制があることを理解してもらうことが大切であるという意見が挙がった．

- 家族の理解と援助が得られるのであれば，外出や外泊を行うことで行動障害も軽減されるのではないかという意見が挙がった．
- もともと，運動部経験者で身体を動かすことには意欲が高い．全身運動が高次脳機能全体への好影響につながることを期待して，入院中は高次脳機能障碍（易怒性，行動障害，意欲・発動性低下）に対して直接アプローチするのではなく，本人が受け入れている全身運動を中心に実施していくこととなった．
- 退院後の生活に関しては介護保険を利用して週5，6回デイサービス利用，生活訓練の利用をして生活の基盤をつくる．退院後にまずは自宅生活に慣れる，目的を理解してADL遂行（食事，更衣は促しが必要）へつなげることが重要なのではないかなどの意見が出て，具体的に一つひとつ解決する方針となった．

5. 本事例の経過と帰結

- 自宅生活に向けて具体的に目標や期間を設定し，説明，理解してもらうことで，患者の易怒性は軽減し，離棟や離院をすることがなくなった．筋肉注射による鎮静も不要となった．家族には患者との関わり方や高次脳機能障害についてよく説明して理解してもらった．いきなり一人の生活に入るのではなく，見守りの下で自宅生活に慣れるところから段階的に自宅生活を始めるように説明した．
- 自宅退院後，一人で過ごすのはやはり困難であった．生活の基盤を構築するために，リハビリテーション病院の外来通院や生活訓練施設も併用した．長期的にOTがコーディネーター役を担い，本人，家族の支援に加えて地域連携にも積極的に関わることとなった．
- 最終的に復職，自動車運転再開が可能となった．

　患者および医療者を守るためにも身体抑制や鎮静は必要である．しかし，制御できず離棟や離院（場合によっては暴力）を繰り返す患者がいる．医療者側は本人の不安や本人の気持ちに寄り添うことよりも，行動抑制をしなければならないという気持ちのほうが先行し，具体的な抑制方法に目を向けがちとなってしまう．ある意味では自然な反応であろう．倫理的視点で本人の不安に着目して，行動が起きている理由は何なのかをチームで検討することにより，薬剤による鎮静ではない別の方法で行動を修正できる可能性があることを学んだ事例であった．

Dr. 藤島の視点

　「後医は名医」といわれるが，事後に振り返れば「なぜはじめから正しい対応ができなかったのか」と思うことは多い．しかし，リハビリテーションの現場では多職種がチームを組んで個別の患者に対応している．医師も含め経験値が少ないスタッフが，適切な対応をとれるとは限らない．そのようなときにこそ患者に寄り添う気持ちを思い出し，チームで知恵を絞り合う倫理カンファレンスが大切である．本事例も延々と同じ状況が続くのではない．脳の機能が変化し改善する可能性があることを考慮して，時間をかけて安定した生活を送れるような対応をした．高次脳機能障碍患者においては，能力に応じた環境を整備して安定した生活をするなかで，機能改善がみられることもある．

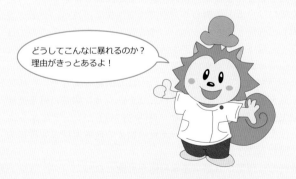

どうしてこんなに暴れるのか？
理由がきっとあるよ！

Case 3　重度記憶障碍を呈した COVID-19 関連脳炎患者の意思決定支援

1. 患者プロフィール

症 例 50 歳代男性

診断名 COVID-19 感染症，肺炎，脳炎

障碍名 高次脳機能障碍（記憶障碍主体）

現病歴 勤務先の駐車場で倒れているところを発見され，急性期病院に緊急搬送．意識障碍 E3V2M4，不穏状態．低 Na 血症（115mEq/L），頭部 CT では頭蓋内に病変を認めず，右下肺野に肺炎像，SARS-Cov-2 PCR 検査陽性．入院後に意識障碍が悪化．髄液検査にて細胞数上昇あり，髄膜炎，脳炎などが検討され，抗生剤治療，ステロイドパルス治療（3 日間）を 2 回施行され，意識レベルは改善するも，失見当識やせん妄症状が残存したため，リハビリテーション目的に発症後約 1 か月でリハビリテーション病院に転院となった．

既往歴 痛風（治療歴なし），その他手術歴／入院歴なし

生 活 一人暮らし，父親他界，母親は寝たきりで療養型病院入院中．姉：同じ市内で生活．最終学歴：高校卒業．職業：派遣社員

2. 事例の経過

　入院時，基本動作は全般的に見守りで，杖歩行が可能であった．注意散漫，従命困難で，つじつまの合わない話を繰り返していた．動作性急でふらつきが強く，転倒リスクを考えセンサーを設置して対応した．清潔不潔の概念がなく，何度もオムツの中に手を入れて便汚染を認めた．入院時に実施した MMSE は 10/30 点と重度の認知機能低下を認めた．入院時面談では，姉より独居生活が困難な場合には施設入所の希望があった．

　入院後，早期からコミュニケーション能力は急速に改善を認め，トイレなどの簡単な訴えは可能となり，不潔行為もみられなくなった．病棟生活が落ち着いた段階で脳 MRI 検査を実施したところ，両側側頭葉内側部（海馬付近）に FLAIR 強調画像にて高信号域を認め，高次脳機能障碍の主体は記憶障碍であった．入院後 2 週間では日常生活動作が見守りにてほぼ可能となり，MMSE 19/30 点まで改善を認めた．記憶障碍に対しては，

声かけにてヒントを与えるなどしたが，本人からはその場を取り繕う発言で終始して，深く考えることはできなかった．また，メモリーノートなどの活用を試みたが，ひもを付けて身に付けることはできても，自主的に記載したり，見直したりすることはなかった．退院後の生活について，本人は病識がなく，病前の生活状況についての記憶がないため，独居生活に戻ることに迷いや不安などを口にすることはなかった．

入院2週間での初回カンファレンスでは，筋力や耐久性は順調に向上，ADL面も改善を認めたが，記憶障碍を主体とする高次脳機能障碍が問題であった．担当チームの見解は，姉の日常生活のサポートも難しく，独居での自宅退院は困難で，施設入所が妥当との意見だった．しかし，介護保険は第2号被保険者の特定疾患に該当せず，精神障害者保健福祉手帳や生活保護も現時点では申請が難しく，退院先については継続課題となった．また，短期間での訓練での経過が良好であったため，入院期間の期限近くまで長期に訓練を実施する方針とした．

入院1か月半頃より，今後の入院生活や退院後の生活に対する漠然とした不安が出現し，「自分の今の状況がわからない」「病状説明を誰もしてくれない」「方向性がわからない」などの発言が頻繁に聴かれるようになり，チームで不安を傾聴しつつ，現在の回復過程，訓練実施の必要性，今後の方向性は本人の意向を聴き取りしながら，病院スタッフ，家族と検討していることを繰り返し伝えた．抑うつ症状が出現したため，精神科を受診して，抗不安薬頓用，抗うつ薬開始，睡眠導入薬についてアドバイスをもらった．抑うつ症状は内服を開始後2週間程度で改善を認めた．

高次脳機能障碍は，リハビリテーションを継続することで認知機能，前頭葉機能，注意機能などは平均レベルまで改善し，MMSE 25/30まで改善を認めた．しかし，エピソード記憶の障碍が重度で，直前に実施した内容が数分以内に記憶から消失する状況は継続し，メモリーノートの使用は定着させることができなかった．

● 4分割表

医学的事項ないし適応	患者の意向
・50歳代 男性	・独居生活に戻る
・COVID-19陽性，肺炎，脳炎	・家族に迷惑をかけたくない
・初期：意識障碍，不穏あり，不潔行為あり	・入院生活には困っていない
	・深く考えようとせず，取り繕う
・歩行，ADL自立（麻痺などなし）	※**患者の意思についての聴取が困難**
・**高次脳機能障碍**：病識低下，失見当識，記憶障碍（代償法のメモリーノートは使用できず）	
・脳MRIにて両側海馬付近の高信号	
・MMSE 10/30（入院時）	
→ 25/30（退院時）	
QOLなど	**周囲の状況**
・病前の生活の記憶がない	姉：
・退院後の生活がイメージできない	・可能な範囲で対応するが，安全に過ごせるようになってほしい
・高次脳機能障碍のために独居生活は困難	・何かしらの社会参加ができるようによくなってほしい（就労でなくてもいい）
→退院後の生活に対する漠然とした不安	・高次脳機能障碍リハビリテーションは継続したい
・考えない	メディカルスタッフ：
・依存的	・退院後も，記憶障碍があっても代償手段を利用しながら安全に生活してほしい
→意思決定できない	・独居生活は難しい．施設入所が妥当
・**チームで方針が定まらない**	・**患者の意思決定を支援したいが，一貫した意思表明が確認できない**

3. 倫理的問題およびジレンマ

　医学的事項ないし適応をしっかり押さえたうえで，善行・無危害原則に則って担当チーム，家族が本人の推定意思を推測しながら方針を探っていた．患者はそのときの気持ちや考えを述べることは可能であるが，病識低下や記憶障碍などの問題があり，真の意思について聴取することが困難であった．各担当スタッフが個々に患者の意向を確認していたが，記憶障碍の影響で，状況により返答が異なり，患者の意思についてチームで統一見解をもてなかった．本人の高次脳機能障碍が急速に改善していて，患者本人の意思をもっと慎重に聴取するべきではないかという倫理的ジレンマがある．

高次脳機能障碍患者の意思決定支援として，意思表明が難しい場合や内容が変化する場合は，患者の意思をどこまで聴取し，尊重するべきか．

4. 倫理カンファレンスでの検討結果と方針

・本人，家族参加型の倫理カンファレンスを行い，退院後の生活などについて患者の意思をしっかり確認する場を設ける．

・患者の病前の生活状況を知る職場の同僚や友人などに連絡し，患者の意向についてより詳細に確認する．

・記憶障碍の症状に関して，施設側にフィードバックを行い，病院と施設で統一した関わりやアプローチを行う．

5. 本事例の経過と帰結

　退院後の方向性に関して役所と協議したが，精神障害者保健福祉手帳の申請は必要な発症6か月を満たしていなかったためにできなかった．医学的所見を記載した診断書および障害者総合支援法における障害支援区分の医師意見書を作成して，障害者総合支援法の障害者福祉サービスが利用可能となった．本人の強い拒否もないことからグループホームに入る方針とした．施設選定にあたり，生活圏から近く退院後もリハビリテーション病院の外来訓練を継続したい意向や，母親の療養している病院などとの立地を考慮した．コロナ禍のなかでも，日帰りの外出訓練を行った．本人も施設見学したエピソードなどは忘れながらも，施設入所には前向きな発言があり，転院から140日目に施設入所となった．施設とは入念な打ち合わせや申し送りを行い，施設内で迷わないよう，自室前のネームプレート設置，トイレから自室への動線などにも配慮してもらった．

　日中より臥床しがちであったことから，職員と昼食の買い出しを兼ねた散歩や，施設利用者との夕方の散歩を行うなどのプログラムも用意してもらった．

　退院後の外来受診では，メモリーノートは1文字も記載されておらず，退院後の生活状況も聴取を試みるが，自室に何があるかさえも覚えていない状況である．今後も経過をみて支援していきたい．

まとめ

　重度高次脳機能障碍がある場合には，しばしば担当スタッフ

や家族の間で患者不在のまま意向を確認せずに方針決定が行われがちである．しかし患者の意思を推測し，変化する患者の意思決定能力に合わせて臨機応変に支援することを忘れてはならない．本事例のような記憶障碍患者では，場面ごとに患者の意向が変化することもあり本人の真意がどこにあるか知ることに難渋するが，訓練により認知機能が改善することも珍しくない．

医療者は，善行・無危害原則に則り支援することには習熟しているが，高次脳機能障碍を適切に診断したうえで，患者の意思決定能力がどの程度あるのか，どのように支援すれば意思決定ができるかには慣れていない．しかしこれはきわめて重要な点である．

新型コロナウイルス感染症では，呼吸器系の症状だけでなく，神経系への影響も多く報告されているが，その予後に関しての情報はまだ少ない．多彩な症状があり，変化していくなかで，面会禁止や出勤停止などのさまざまな社会的制限などの問題も加わり，問題が複雑化する．高次脳機能障碍のあるポストコロナ患者に関わる場面は決して多くはないが，支援に際して倫理的視点を忘れないようにしたい．

Dr. 藤島の視点

コロナ禍においては，面会制限，外泊訓練制限，感染者の個室隔離などが行われる．リハビリテーション患者は障碍をもって生活することに不安をもち，親しい人の支えを必要とするが，きわめて苦しい闘病生活を強いられている．病院スタッフもコロナ対応に追われ余裕を失い，患者の苦悩への配慮が行き届かない場面が増えている．ADL が自立した高次脳機能障碍患者に対しては「疾病によって起こっている」症状であることは理解していても「わがまま」として捉えられかねない．厳しい社会情勢のなかでこそ医療者の真価が問われる．

コラム「COVID-19 流行における混乱と対策」は巻頭「PDF のご提供について」の QR コードから読めるよ！

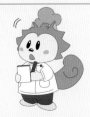

自動車運転における意思決定支援

1. 患者プロフィール

症例 70歳代男性

診断名 脳血栓症，左内頸動脈狭窄術後，右内頸動脈閉鎖

障害名 高次脳機能障害（注意障害，記憶障害）

・身体の麻痺はなく，ADLは自立している

・年齢的にも，内頸動脈狭窄があり劇的な認知機能の改善はみられないと思われる．運転評価においては現状の認知機能でどの程度安全が担保できるかが焦点となる

・介護保険利用，要介護1

生活

・現在運転は行っておらず，移動は徒歩や自転車

・もともとは自動車会社勤務であったが，退職後は趣味で農作業を行っていた

・単身独居．娘，息子が市内に在住しているが疎遠（近親者はなるべく本人と関わりたくないと思っている）

・発症前まで軽トラックに乗っており，畑や買い物，通院で運転を必要としていた．

2. 事例の経過

　202X年Y月Z日右内頸動脈閉塞に伴う右中大脳動脈領域の軽度脳梗塞でA病院に入院．左内頸動脈に高度の狭窄あり，第26病日左内頸動脈に対して血栓内膜剥離術が施行された．第41病日（術後2週），本人が強引に退院を決めてしまった．麻痺なし．今後左内頸動脈狭窄症についてA病院で手術治療を行う予定．A病院主治医は，「おそらく入院前から高次脳機能が著しく低下していたと考えられる」との見解．趣味で農作業をしており，車の運転が必要．A病院からの紹介で，第44病日（3日後）に自動車運転外来受診（診察時親族は同席せず，一人で来院）．内縁の妻がキーパーソン（今回の経過のなかでこの人とは一度もコンタクトがとれなかった）．3年前に免許更新．次回の免許更新は約半年後．第49病日より，運転評価目的で外来作業療法が開始された．

　外来作業療法は週1回の頻度で実施し，運転の受け止めに対

する聞き取り，神経心理学検査，ドライビングシミュレーターを実施した．「運転は買い物と畑への移動で必要．もともと80歳くらいまで運転をするつもりだった．マニュアルの軽トラに乗っていてアクセル・ブレーキの踏み間違いが起きないようにしている」と話していた．一方で今回の病気をきっかけに認知機能の変化は感じていないようだが，加齢とともに持久力に課題が出てきたり，物の置き忘れをしたりするようになってきたと話している．運転を今すぐ行おうと思えば，10段階中10割できるとの回答であった．

外来作業療法において以下のエピソードがみられた．予約当日9：00からの予約だったが来院せず，9：10頃に訓練室へ直接「今からバスに乗るからよろしく」などの電話があり，訓練前の診察などの説明をする間もなく電話が切られてしまった．9：40からに変更して対応するが，「言ってくれなきゃわからないじゃないか」など，受付スタッフに対する怒りあり．また，次の予約日の評価は無断で来院せず（本人は日程を忘れていたようであった）．

神経心理学検査では，良好な結果と不良な結果が混在．ドライビングシミュレーターではもともとの経験からか安全に運転できていた．実車での評価で，現状の真の運転能力を確かめる必要があった．またその際，運転中止となることも考慮し，家族に実車評価へ同乗することを提案した．娘から「私たち家族は，あの人に苦しめられてきました．モラハラみたいな感じで，昔から自分が気に入らないとすぐキレて，こっちはあの人のことを思って動くんですけど，何をやっても自分のやりたいようにやるみたいな感じで．介護保険の申請はしましたけど，もうあの人には私も弟も関わりたくないです．そもそも運転もさせたくない．でもあんな人なので私たちの言うことも聞きませんし．ですから実車は同乗できません」と電話にて返答があった．

発症から2か月後の実車評価において，教官のコメントは「運転中の視野が狭い．特に眼球の動きでしか周囲の確認が行えていない．首を振って視野を広げることの必要性を伝え，一定の理解はされたが，実際にこれからどう心がけていくのかは本人次第．知らない道路や信号のない交差点などでは状況判断が遅れてしまう場面が見受けられた．今後の方針として，買い

物はこれまでどおり自転車を使用し，畑までのように最低限の
車の使用を守れるのであれば可能と判断する」とのことだった.

　これらを受けて発症から3か月後の自動車運転外来にて主治
医は，注意分配障碍，神経疲労性はあるが，再開不可能という
程度ではない．日中に畑（5分）や買い物（5分）に行くのみ
と，用途を限定して，1年ごとに診断書を発行する条件で診断
書を作成した（診察時親族は同席せず，本人が一人で来院）.
またこれらを守れているか確認してもらうよう外来OTは地域
の担当ケアマネジャーに連絡した.

　後日この判断（運転不可能ではない）を納得できない娘，息
子が外来OTへ電話連絡があった.

● 4分割表

医学的事項および適応	患者の意向
・70歳代男性，脳血栓症，左内頸動脈高度狭窄，右内頸動脈閉塞 ・麻痺なし，ADL自立，要介護1 ・多方向に注意を向けること（分配性注意），神経疲労に課題．記憶の低下があり，つねにいろいろな雑紙にメモをとっている ・ドライビングシミュレーターは，安全に走行可能．実車評価でも全く運転できないわけではないが，**運転の用途や経路は限局すべきとの見解**．左右内頸動脈狭窄を考えると，劇的な**認知機能の改善はない**と思われた	「買い物や畑で運転がどうしても必要．特に畑には耕運機を運んだりしなきゃいけなくて，歩いて行くわけにはいかないじゃない」「私だって高齢者の事故は気にしているから，マニュアル車にして踏み間違いがないようにしている」「そもそも運転がなくなったら，モチベーションに関わるじゃないか」と，**自分の意向が通らないと感情的になる**
QOL など	周囲の状況
・よく本を読んでいる．高齢者の運転に関する本のさまざまな箇所にマーカーが引かれていた ・新聞記事を外来作業療法で持ってくるなど，社会問題にも関心をもっている ・畑作業をしたり，お酒を飲んだり，自分の好きなタイミングで好きなことができるライフスタイルを好んでいるようであった ・**運転：本人はしたいが家族はさせたくない**	・単身独居 ・娘，息子は市内在住 （過去のいろいろな経緯があり，本人には関わりたくないと思っている） ・娘，息子は運転に反対している ・ケアマネジャーがついている ・ヘルパーが家事の手伝いに来ている ・周囲が畑の環境に住んでおり，買い物などは歩いて行くには遠い ・畑は車で5分，歩いて15分のところにある（現在は自転車や徒歩で移動） ・外来には電車とバスで来院

3. 倫理的問題およびジレンマ

・運転をしたい本人の意向とさせたくない家族の意向が相容れ
　ない．このようなとき，本人，家族に同席で評価や診察を行
　い，妥協点を模索するが，それを家族は拒否している．

・家族不在で運転に対する条件づけ（今回であれば用途や経路
　の限局）を行ったが，家族が納得できていない．どう対応す
　ればよいか？

・認知も技能も境界レベルの患者に，キーパーソン不在のなか
　運転評価を進めてしまったがそれで大丈夫か？　このまま運
　転させてよいか，やめてもらうべきか？

4. 倫理カンファレンスでの検討結果と方針

・人命に関わることであり，本人が用途を限定した運転が本当
　にできるか再度確認すべきであろう．

・やはり家族を説得して来院してもらい，本人，家族および関
　連スタッフで話し合いをもつべきである．

5. 本事例の経過と帰結

　まず，主治医は作成した診断書に手違いがあったと公安委員
会に連絡し，診断書を作成し直すことにした．外来 OT は家族，
ケアマネジャーに連絡し，一堂に会して話ができないか打診し
た．娘は弟と相談してみるとの回答であった．

　発症から4か月後に再度自動車運転外来を受診された．受診
には，主治医，本人，娘，息子，ケアマネジャー，外来 OT，
看護師が同席．主治医は「病院側としては，全く運転できない
というわけではないが，リスクもある．畑に向かうときなど，
運転の用途を限局すれば可能である」と伝えた．家族は「この
人はそんなことを覚えてられないんです．この人が言っている
ことが二転三転することもよくあって，昨日言っていたことと
今日言っていることが違うなんてことはよくあることです」と
述べた．その後本人と家族は診察室にて口論になった．主治医
から医師の通報制度の件，免許返納の話を本人にしたところ
「お上に取り上げられるくらいなら自分で返納しますよ」と述
べた．結局，運転再開は困難との診断書が作成された．家族か
らは「本当に特殊な家族関係で申し訳ないです．でも父を止め
られるのは病院しかなかったので，ご迷惑をおかけしました」
と話された．本人は「あなた達やり方がへたくそだよ，本当」

と言っていた．後日警察にて免許返納手続きを行ったとのことだった．

まとめ

　国内において脳卒中後の自動車運転支援は，地域のリハビリテーション病院がその中核的な役割を担ってきた．当院においても静岡県西部地区の運転支援を行っているリハビリテーション病院として社会的責務がある．当院では現在，社会が高齢化していくことに伴い，対象となる患者の年齢層も年々高くなっている．そのなかで本事例のように，「本人は運転がしたい」＝自律尊重，「運転は危険であるためしないほうがよい」＝善行・無危害での対立は多い．しばしば脳卒中＋高齢ドライバーの支援にジレンマを感じている．

　これらのケースは脳卒中のみでなく，老化による認知機能の低下をきたしている方にも生じており，医学的にも判断が悩ましいことが多い．加えて多くの場合，本人は運転したいと望む（自律尊重）一方で，社会へ与える安全面から家族は反対する（善行・無危害）というジレンマが生じる．さらに支援に関わる医師やOTはつねに，悲惨な事故を起こさせないよう運転中止に持ち込むという社会的正義（公正）を意識している．したがってこの問題は，倫理的に検討される必要があるように感じている．

　本事例に関していえば，家族や身内がいるが十分な関係性がないケースであった．そこに医学的にも，脳梗塞＋既往の内頸動脈閉塞があり判断が難しかった．地域のケアマネジャーに関与してもらえたのはよかったが，家族の意向を重視することとなり，本人の納得は十分ではなかった．

　医師の機転（診断書に間違いがあり，修正したいと公安委員会に連絡したこと）がなければ，非常に混乱した事例になっていたと思われる．自動車運転支援においても，意思決定という視点から捉え，今後も検討を続けていきたいと考える．

Dr. 藤島の視点

　家族関係がよければ，隣に同乗したり，勝手な運転をしないよう監視してもらったりすることで本人の希望に添えることも多い．しかし家族関係が壊れたなかでの支援は難しい．人命に関わる事故が絡むだけに自律尊重のみを優先して対応することはできないが，免許を返納した患者が今後どのような生きがいをもって生活していくかについても考えなければならない．

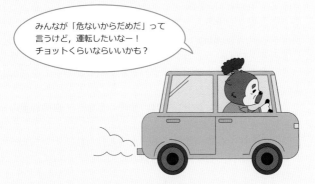

みんなが「危ないからだめだ」って言うけど，運転したいなー！チョットくらいならいいかも？

● 臨床倫理を学んで（理学療法士（PT）：高橋瞭介）

　私は回復期病院のPTとしてさまざまな疾患および障碍のリハビリテーションを行っています．療法士として患者の退院支援のために医師や看護師，MSWなど多職種とチーム医療を行ううえで，経験や年代を問わず患者やその家族，医療者間でジレンマを感じることがあると思います．

　臨床倫理を学んでから，私自身が患者と関わるうえで，根底の「倫理4原則」だけではなく，それに加え「その人らしさの尊重」「人の気持ちは変化する」の2点をつねに心に留めています．家族に迷惑をかけたくないという理由から施設入所を希望していた患者が，数日後に一転して「家に帰りたい」と気持ちが変わってしまうことを経験します．一見すると迷惑な発言と受け取られるかもしれませんが，その発言の背景を考えることはその人らしさを知るよいきっかけとなると感じています．

　療法士が直接的に救命や医療的ケアに関わることは難しいですが，1対1で患者に関わる時間が長いため，一番近くで寄り添えることが療法士の強みだと思います．日々のジレンマや方針決定に対して，今後も療法士としての役割を自覚し，臨床倫理の考えを活かしながら患者の個別性を考慮し支援方法を提案していきたいと思います．

2

インフォームドコンセントと倫理4原則

> 倫理の核だよ.
> ゆっくり,じっくり読んでね!

1—インフォームドコンセント

読者のなかには,「インフォームドコンセントなどは知っているよ」「日常的に実践しているので,今さら…」と考える方が多いと思う.それこそが問題である.最近では,ACP(Advance Care Planning:人生会議)や,意思決定支援の方法としてのインフォームドコンセントが再注目されているが,厳しい言い方をすれば,本当にインフォームドコンセントを理解し,実践しているのかは疑わしい.

インフォームドコンセントは,倫理4原則の「**自律尊重の原則**」を基礎とする倫理を基盤としている.さらにそれが問われたのは,米国や日本の法廷であった(しばしば,インフォームドコンセントは,長年の判例の積み重ねのなかから確立したといわれる).

これらの歴史をふまえて確立されたインフォームドコンセントは,一般に実施されている「説明同意文書を読み,署名をもらう(ここでは,「ICをとる」という言葉で象徴されている)」ということではない.

インフォームドコンセントを理解するためには,どう実践するのかという実践基盤のほか,法的基盤・倫理的基盤を理解する必要があり,**図2-1**のように表すことができる.

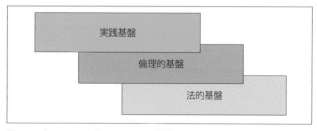

実践基盤

倫理的基盤

法的基盤

図2-1 インフォームドコンセントの基盤

本稿では，最初に「法的基盤としてのインフォームドコンセント」，次に「倫理的基盤としてのインフォームドコンセント」，さらに「実践基盤としてのインフォームドコンセント」のための工夫を示す．

2—法的基盤としてのインフォームドコンセント

法的な基盤は，それを守らなければ法的な不利益（刑罰や損害賠償など）が課されることから，インフォームドコンセントは，法廷で「法の問題」（説明義務違反など）として問われた．米国の例を**表 2-1** に示す．

1. 自己決定権との関係

わが国では，法廷にインフォームドコンセントの事例が持ち込まれることは比較的少ないなかで，自己決定権との関係で「エホバの証人への説明義務事件」が参考となるだろう．

医療の法的基盤を考える際に考慮しなければならないのは，

表 2-1　インフォームドコンセントをめぐる事件と判決（米国の例）

事件名	内　容	判　決
モーア事件 （1905 年）	患者から右耳の手術の同意は得ていたが，左耳について同意を得ていなかったにもかかわらず手術をした	患者から同意を得た範囲で手術を行うことを医師に命じた
シュレンドルフ事件（1914年）	患者は検査のための麻酔について同意していたが，医師は胃の腫瘍を摘出した	医師が患者の同意なしで手術した場合は暴行（assalt）に該当する
ネルタイソン事件（1960年）	放射線療法で放射線コバルトの過剰投与をした	どの範囲の情報を提供すべきかについて，一般的な理性的な患者であれば説明を望む情報を患者に提供すべきとした
カンタベリー事件（1972年）	腰椎の切除術の際に，リスクを聞かされていなかった	腰椎の切除術に際して，約 1%であっても麻酔のリスクがあり，患者が望むと考えられるならば情報提供が必要

自己決定権との関係である．自己決定権は，通常憲法上の権利として考えられ，その根拠としては憲法13条が引用される．

憲法13条 「すべて国民は個人として尊重される．生命，自由及び幸福追求に対する国民の権利については，公共の福祉に反しない限り，立法その他の国政の上で，最大の尊重を必要とする」

つまり医療者は，患者の意思決定（どのような医療を望むのか）を最大限探り，最後に決定するのは患者であることを前提に患者を遇する必要がある．

これが問われた事例が，「エホバの証人に対する説明義務」に関する最高裁判所判決である（**表2-2**）．

インフォームドコンセントの基盤には**自己決定権**があること，自己決定権を尊重することは患者が自己決定するのに必要な情報を医療者が提供することにあることをこの判例は示している．

2. 侵襲行為の違法性阻却事由の要件としての説明と同意

医療行為は通常身体に対する侵襲（傷害）を伴う以上，医療者の侵襲行為は故意の犯罪要件である**「傷害罪」**（刑法204条）に該当し違法（社会的に許されないと評価されること）となるので，このままだと刑事責任が発生するが，医療者には「正当な業務」の要件が満たされる限り，違法性が阻却される（刑法35条）．その要件は，①治療を目的とすること，②医学上一般に承認された手段方法をもってなされたこと（医学的適応性：その処置がその疾患の適切な治療手段であることが，医学界で一般に承認されていること医学的正当性があること），③患者の承諾・同意があること（承諾の前提としての説明），が必要とされる．つまり，侵襲を伴う処置（手術が典型）の場合は，この要件を充足しないと傷害罪となるのである（ただし，この要件をあまり強調しすぎると，「説明同意文書を読み，署名をもらう」という形だけのインフォームドコンセントとなる）．

3. 民法上の委任契約の受託者としての説明義務

医療者と患者との間では，応召義務を介して診療契約（準委任契約）が結ばれ，両契約者はお互い権利と義務を有すること

表 2-2 エホバの証人に対する説明義務に関する最高裁判所判決
(平成 12 年 2 月 29 日)

内容：
患者 K（60 歳代女性）はエホバの証人の信者として，宗教上の信念から，いかなる場合にも輸血を受けることを拒否するという固い意思を有していた．X 病院では，外科手術を受ける患者がエホバの信者である場合，信者が輸血を受けるのを拒否することを尊重し，できる限り輸血をしないことにするが，輸血以外には救命手段がない事態に至ったときは，患者らの諾否にかかわらず輸血するという方針を採用していた．K は，別の病院で，悪性の肝臓血管腫と診断を受け，平成 4 年 8 月 18 日，紹介により X 病院に入院し，医師 L らによって，9 月 16 日肝臓の腫瘍を摘出する手術を受けたが，患部の腫瘍を摘出した段階で出血量が約 2,245mL に達する状態になったので，輸血をしない限り患者を救うことはできない可能性が高いと L らは判断して，あらかじめ用意してあった輸血を行ったが，その際，K らには説明をしなかった．

判決：
1．患者が，輸血を受けることは自己の宗教上の信念に反するとして，輸血を伴う医療行為を拒否するとの明確な意思を有している場合，このような意思決定をする権利は，人格権の一内容として尊重されなければならない．
2．医師らとしては，手術の際に輸血以外には救命手段がない事態に生ずる可能性を否定し難いと判断した場合には，患者に対して，X 病院としてはそのような事態に至ったときには輸血するとの方針をとっていることを説明して，X 病院への入院を継続したうえ，医師らの下で手術を受けるか否かを患者本人自身の意思決定にゆだねるべきであったと解するのが相当である．
3．本件では，この説明を怠ったことにより，患者が輸血を伴う可能性のあった手術を受けるか否かについて意思決定をする権利を奪ったものといわざるを得ず，この点において，同人がこれによって被った精神的苦痛を慰謝すべき責任を負う．

となるが，医療者の義務としては，**報告（説明）義務**を患者に対して負担する．
民法 645 条 「受任者は，委任者の請求があるときは，いつでも委任事務の処理の状況を報告し，委任が終了した後は，遅滞なくその経過及び結果を報告しなければならない」
　ここでは，受任者が医療側，委任者が患者側となり，一般的

に説明を負担する関係が規定されている．契約上は，医療者は適時に説明する法的義務を負っているということである．

4. 公法上の説明に関連する法的規定

公法の典型である医療法には，次のような規定がある．

医療法1条の4 第2項 「医師，歯科医師，薬剤師，看護師その他の医療の担い手は，医療を提供するに当たり，適切な説明を行い，医療を受ける者の理解を得るよう努めなければならない」

医師法23条 「医師は，診療をしたときは，本人又はその保護者に対し，療養の方法その他保健の向上に必要な事項の指導をしなければならない」

以上のような法規定から，インフォームドコンセントがないと違法となるので，病院では最低限説明して同意文書をとることとされた（これ自体は一定の成果である）．しかし，一般には，「法は倫理の最低限」であるので，法的な観点からだけインフォームドコンセントを理解すると，どうしても「説明して署名してこと足れり」となる．つまり，本来のインフォームドコンセントの倫理的基盤である，自律に配慮したものとならなかったのである（法的な基盤を強調することで，医療者が処罰や不利益を避けるだけのものとなってしまった）．

3—倫理的基盤としての インフォームドコンセント

タスキギー事件（**表2-3**）を受けて，米国では国家研究法が制定されると同時に，国家委員会が立ち上げられた．1979年4月18日に提出された「**ベルモント・レポート**（研究における被験者の保護のための倫理原則と指針）」（The Belmont Report — Ethical Principles and Guidelines for the Protection of Human Subjects of Research）は，後半で説明する4原則の基盤となっている．そこでは，最初に自律（人格）尊重の原則が，そしてそれを臨床で適用する方法としてのインフォームドコンセントが示される．その重要な部分を**表2-4**に引用しておく（ベルモント・レポートは，その後"被験者"を"患者"と，"研

究"を"診療"という文脈に拡大されるので，そのように読み替えてみるとわかりやすい）．

表 2-3　タスキギー事件

1972 年にアラバマ州のタスキギーで事件が発覚．1934 〜 1972 年にかけて米国連邦政府公衆衛生局（PHS）が，約 600 人の黒人梅毒患者に対して，梅毒の治療をすると言いながら全く治療しないまま観察研究した（→**問題点：公的資金を投入した研究，十分な説明と同意がなかった，黒人についての不正義**）．

しかも，この研究の目的は治療をしないことでどのような経過を示すかの調査（観察研究）であったため，その調査中には既にペニシリンの使用が一般化していたにもかかわらず治療を行わなかった（→**問題点：標準治療をしない医学研究**）．

内部告発を契機に，AP 通信の報道で社会問題化した．

表 2-4　ベルモント・レポート（研究における被験者の保護のための倫理原則と指針）

人格の尊重の原則においては，被験者は自らの身に起こるべきことと起こるべきでないこととを選択する機会を，彼らが能力のある範囲までは与えられなければならない．その機会は，インフォームドコンセントについての適切な基準が満たされているときに得られるものである．（略）

情報（information）

研究に関する規範の多くは，被験者が十分に情報を与えられることを確保するため，情報開示すべき特定の項目を設けている．これらの項目が概して含むのは，研究の方法，目的，リスクと期待されるベネフィット，他の治療法の選択肢（治療を伴う研究の場合），研究のいかなる段階においても被験者が質問したり参加を中止したりできる機会を提供するという記述，などである．加えて，被験者を選択する方法，研究の責任者についての記述を入れることなども提案されてきている．（略）

理解（comprehension）

情報の伝達のしかたと伝達される文脈は，情報自体と同じくらいに重要である．たとえば無秩序に性急に情報提供し，深く考える時間を与えなかったり質問の機会を切り詰めたりするようなやり方は，被験者が十分な情報に基づいた選択を行う力に悪い影響を与えるだろう．

被験者の理解力は，知性，理性，成熟度，言語運用能力などの一つの機能であるから，被験者の理解力の範囲に合わせて説明をすることが必要である．研究者は，被験者が与えられた情報を理解したことを確認す

　この趣旨を要約すれば，「患者が自己決定のために必要な情報をわかりやすく説明し，その理解を得て，自発的に同意を得ることが，自己決定を尊重したインフォームドコンセントのあり方である」ことを示している．現在わが国でも，意思決定支援，あるいは，ACP などが推進されているが，これが安易な終末期などの予測性を高めるツールとしてではなく，真の意味での患者の自律の尊重と結びつくかが問われている．

4—実践基盤としてのインフォームドコンセント

　実践基盤としての工夫は，法的基盤をふまえて作られた指針（**表 2-5**）や，倫理的基盤をふまえて作られたガイドライン（**表 2-6**）に表れているほか，各種の研究班等で作った手引き（**表 2-7**）に表れているので，ここではそれを共有しよう．多くの読者はこの部分に着目しがちであるが，その実践は，「法的」「倫理的」基盤に裏付けられていることを注意深く読み取ってもらいたい．

表 2-5　診療情報の提供等に関する指針の策定について（抜粋）
(平成 15 年 9 月 12 日，医政発第 0912001 号，各都道府県知事あて厚生労働省医政局長通知)

3　診療情報の提供に関する一般原則
○医療従事者等は，患者等にとって理解を得やすいように，懇切丁寧に診療情報を提供するよう努めなければならない．
○診療情報の提供は，①口頭による説明，②説明文書の交付，③診療記録の開示等具体的な状況に即した適切な方法により行われなければならない．

6 診療中の診療情報の提供

○医療従事者は，原則として，診療中の患者に対して，次に掲げる事項等について丁寧に説明しなければならない.

①現在の症状及び診断病名

②予後

③処置及び治療の方針

④処方する薬剤について，薬剤名，服用方法，効能及び特に注意を要する副作用

⑤代替的治療法がある場合には，その内容及び利害得失（患者が負担すべき費用が大きく異なる場合には，それぞれの場合の費用を含む.）

⑥手術や侵襲的な検査を行う場合には，その概要（執刀者及び助手の氏名を含む.），危険性，実施しない場合の危険性及び合併症の有無

⑦治療目的以外に，臨床試験や研究などの他の目的も有する場合には，その旨及び目的の内容

○医療従事者は，患者が「知らないでいたい希望」を表明した場合には，これを尊重しなければならない

○患者が未成年者等で判断能力がない場合には，診療中の診療情報の提供は親権者等に対してなされなければならない.

表2-6　認知症の人の日常生活・社会生活における意思決定支援ガイドライン
（厚生労働省，2018）

Ⅱ—3　意思決定支援とは，認知症の人の意思決定をプロセスとして支援するもので，通常，そのプロセスは，本人が意思を形成することの支援と，本人が意思を表明することの支援を中心とし，本人が意思を実現するための支援を含む.

Ⅳ 意思決定支援のプロセス
1 意思決定支援の人的・物的環境の整備

○意思決定支援は，意思決定支援者の態度や意思決定支援者との信頼関係，立ち会う人との関係性や環境による影響を受けることから，意思決定支援に当たっては，以下に留意する.

(1) 意思決定支援者の態度

○意思決定支援者は，本人の意思を尊重する態度で接していることが必要である.

○意思決定支援者は，本人が自らの意思を表明しやすいよう，本人が安心できるような態度で接することが必要である.

○意思決定支援者は，本人のこれまでの生活史を家族関係も含めて理解

することが必要である.

○意思決定支援者は,支援の際は,丁寧に本人の意思を都度確認する.

(2) 意思決定支援者との信頼関係と立ち会う人との関係性への配慮

○意思決定支援者は,本人が意思決定を行う際に,本人との信頼関係に配慮する.意思決定支援者と本人との信頼関係が構築されている場合,本人が安心して自らの意思を表明しやすくなる.

○本人は,意思決定の内容によっては,立ち会う人との関係性から,遠慮などにより,自らの意思を十分に表明ができない場合もある.必要な場合は,一旦本人と意思決定支援者との間で本人の意思を確認するなどの配慮が必要である.

(3) 意思決定支援と環境

○初めての場所や慣れない場所では,本人は緊張したり混乱するなど,本人の意思を十分に表明できない場合があることから,なるべく本人が慣れた場所で意思決定支援を行うことが望ましい.

○初めての場所や慣れない場所で意思決定支援を行う場合には,意思決定支援者は,本人ができる限り安心できる環境となるように配慮するとともに,本人の状況を見ながら,いつも以上に時間をかけた意思決定支援を行うなどの配慮が必要である.

○本人を大勢で囲むと,本人は圧倒されてしまい,安心して意思決定ができなくなる場合があることに注意すべきである.

○時期についても急がせないようにする,集中できる時間帯を選ぶ,疲れている時を避けるなどに注意すべきである

2 適切な意思決定プロセスの確保

○意思決定支援者は,意思決定を支援する際には,本人の意思決定能力を適切に評価しながら,以下の適切なプロセスを踏むことが重要である.

(1) 本人が意思を形成することの支援(意思形成支援)

○まずは,以下の点を確認する.

　・本人が意思を形成するのに必要な情報が説明されているか.

　・本人が理解できるよう,分かりやすい言葉や文字にして,ゆっくりと説明されているか.

　・本人が理解している事実認識に誤りがないか.

　・本人が自発的に意思を形成するに障害となる環境等はないか.

○認知症の人は説明された内容を忘れてしまうこともあり,その都度,丁寧に説明することが必要である.

○本人が何を望むかを,開かれた質問で聞くことが重要である.

○選択肢を示す場合には,可能な限り複数の選択肢を示し,比較のポイントや重要なポイントが何かをわかりやすく示したり,話して説明する

だけではなく，文字にして確認できるようにしたり，図や表を使って示すことが有効な場合がある．

○本人が理解しているという反応をしていても，実際は理解できていない場合もあるため，本人の様子を見ながらよく確認することが必要である．

(2) 本人が意思を表明することの支援（意思表明支援）

○本人の意思を表明しにくくする要因はないか．その際には，上述したように，意思決定支援者の態度，人的・物的環境の整備に配慮が必要である．

○本人と時間をかけてコミュニケーションを取ることが重要であり，決断を迫るあまり，本人を焦らせるようなことは避けなければならない．

○複雑な意思決定を行う場合には，意思決定支援者が，重要なポイントを整理してわかりやすく選択肢を提示するなどが有効である．

○本人の示した意思は，時間の経過や本人が置かれた状況等によって変わり得るので，最初に示された意思に縛られることなく，適宜その意思を確認することが必要である．

○重要な意思決定の際には，表明した意思を，可能であれば時間をおいて確認する，複数の意思決定支援者で確認するなどの工夫が適切である．

○本人の表明した意思が，本人の信条や生活歴や価値観等から見て整合性がとれない場合や，表明した意思に迷いがあると考えられる場合等は，本人の意思を形成するプロセスを振り返り，改めて適切なプロセスにより，本人の意思を確認することが重要である．

(3) 本人が意思を実現するための支援（意思実現支援）

○自発的に形成され，表明された本人の意思を，本人の能力を最大限活用した上で，日常生活・社会生活に反映させる．

○自発的に形成され，表明された本人の意思を，意思決定支援チームが，多職種で協働して，利用可能な社会資源等を用いて，日常生活・社会生活のあり方に反映させる．

○実現を支援するにあたっては，他者を害する場合や本人にとって見過ごすことのできない重大な影響が生ずる場合でない限り，形成・表明された意思が，他から見て合理的かどうかを問うものではない．

○本人が実際の経験をする（例えば，ショートステイ体験利用）と，本人の意思が変更することがあることから，本人にとって無理のない経験を提案することも有効な場合がある．

表 2-7　インフォームド・コンセントの手引き（尾藤，「ともに考えるインフォームド・コンセント」作成ワーキング）

患者に説明するときの留意点

①説明のはじめに全体像を示しましょう．
②区切りをつけて話しましょう．
③医療行為に関する一般的なことと，患者固有の状況にどう対処したいかについて，順序立てて話しましょう．
④今後の見通し（どのくらいの期間のうちにどの程度何がよくなることを目指すのかなど）について想像できるように伝えましょう．
⑤図やパンフレット，時にはビデオなどを用いて，患者に理解しやすいようにしましょう．
　患者が知っておくことだけでよいことと，知ったうえで何かしなくてはならないことを区別して伝えましょう（例：ここからは○○さんにお答えいただくところです．まず，アレルギーが出たことはありますか？）
⑥病状や医療行為を過小評価したり，反対に脅しになるように大げさに言ったりすることはやめましょう．
⑦患者は悪い情報についても詳しく説明されたほうが医療に対して積極的になる傾向にあります．逆に，恐れを感じる人もいることに留意しましょう．
⑧専門職としての推奨を患者に話すときは，それが弱い推奨なのか強い推奨なのか伝わるように話しましょう．
⑨がんなどの深刻な症状を伝える場合，一度に話すのではなく，患者と対話・応答しつつ深めるような説明を行うようにしましょう．
⑩患者に持ち帰っていただく定型文や冊子などがあると，その後の理解が促進されます．

患者についての話を聞くときの留意点

①患者がつらいと感じていること
②現在の自分の状況に関する患者自身の理解
③今後の見通しに関する患者自身の理解
④医療に期待すること
⑤病気や医療行為が自分の生活に与える影響についての理解と心配，もしくは期待
⑥今後の方針を考えるうえで，患者が大切にしていること
⑦人生や医療，医療と付き合うこと，楽しむこと，我慢することなどに対する患者自身の価値観や考え方

5—倫理4原則

すでに (1) **自律尊重の原則**については説明した.

それ以外には，(2) **善行の原則**，(3) **無危害の原則**，(4) **正義（公平）の原則**がある．それぞれを簡単に説明すると，善行の原則と無危害の原則（ベルモント・レポートでは (2) と (3) の2つは一つのルールであったが，その後両者は分離された）は，ヒポクラテスの誓い（注）でも採用されている原則であり，タスキギー事件に則せば，梅毒の治療薬であるペニシリンが標準治療となった以降は，治療を行う（益を与え，害を減らす）ということであり，正義の原則は，黒人という理由で治療や説明において差別をしないということである．

倫理4原則は，主としてタスキギー事件やアメリカの医療現場の倫理原則を分析したことで，公理として示されたものであるが，原理原則だけを適用するのは，過度に一般的解決に傾斜することになるし，真の問題はこれらの間のジレンマ・対立をどのように調整するかにあるので，このような原則だけでは解決できない問題があることには心したい．そこで，これらをふまえて，4分割法ないし表（▶ p8〜9）を利用して，多職種で，価値の違いをふまえた対話を行っていくことが必要となる．

（注）　ヒポクラテスの誓いには，「自身の能力と判断に従って，患者に利すると思う治療法を選択し，害と知る治療法を決して選択しない」との記述がある．

文献
・尾藤誠司（監修），「ともに考えるインフォームド・コンセント」作成ワーキング：患者と医療者で"ともに考える"インフォームド・コンセントの手引き（平成20〜23年度科研費事業より）．

（稲葉一人）

2　インフォームドコンセントと倫理4原則

●臨床倫理と私（医師：國枝顕二郎）

　浜松市リハビリテーション病院（以下，浜リハ）での臨床倫理カンファレンスを経て，気持ちが楽になり救われた経験がある．浜リハで行われてきた倫理カンファレンスの内容や方針をまとめて学会で報告したこともあるが，その内容は嚥下のことから転倒や抑制，退院先，リハビリテーションの方針など多岐にわたっていた．リハビリテーション医療の臨床現場では，いかに多くのジレンマがあることかと感じた．臨床倫理の議論で最も重要なのは医学的事実で，主治医として最善を尽くすことは重要であるが，「本当にこれでよかったか？」と悩むことも多い．倫理カンファレンスでは，結論が出なくても忌憚のない意見を出し合うプロセスが重視される．自身にとっては，この「プロセス」が重視されるという点は新鮮であった．誰もが納得する結論を出すことは難しくても，関係者の抱えるジレンマを知り，その事例の難しさを「共有する」ことで，お互いが歩み寄り，モヤモヤが解消することもある．第三者的に，そういった場と雰囲気を提供してくれる浜リハの倫理コンサルテーションチームの存在はありがたい．

　現在は大学病院で，ALSなど神経難病の診療にも携わっている．医学的に胃瘻や人工呼吸器が必要と判断しても，患者が拒むこともある．認知機能障害を合併した場合には，自己決定能力や意思表示能力をどう判断して対処するのか，議論はさらに複雑になる．大学では主治医がカンファレンスで4分割表を作成し，臨床倫理の視点で議論がなされることがある．4分割表を用いた臨床倫理的な議論は，医学生の講義や実習にも取り入れられている．筆者も医学生に「嚥下障碍患者が，死んでも食べたいと言ったらどうするか？」と尋ねて，困った顔をした医学生と意見交換をすることがある．自身が医学生だった頃と比べて，臨床倫理は身近なものになったと感じる．

●倫理に興味をもったきっかけ（看護師：清水あすか）

　看護師として，頸髄損傷の患者を受けもった．入院中，本人・家族だけでなくスタッフにもさまざまな葛藤があり，退院後数年が経ちこの事例を倫理カンファレンスで取り上げていただいた．事例を振り返ることや直接関わりのないスタッフに意見をもらうことで，そのときの行動や事例自体を整理することができた．その当時自分が感じていた葛藤や疲弊を，倫理的視点をもって考えることができたら少し違ったのかもしれないと感じた．自分だけでなく悩んでいる周りのスタッフにも倫理的視点で考えることで開ける道があること，整理ができるということを伝えられたらよいと感じた．この倫理カンファレンスが倫理に興味をもつきっかけとなった．

臨床倫理キーワード

同情，共感，独善

同情：他者の苦悩を思いやり親身になって感じること
共感：他者と喜怒哀楽の感情を共有すること
独善：自分だけが正しいと考えること

　医療者は，特にリハビリテーションを目指す医療者は心が優しいと筆者は感じている．患者に対して，何とかしてあげたいと感情的に心の底から同情（sympathy）の念を抱く．しかし，同情はしばしば，相手の気持ちと相容れないことがある．「こうすれば絶対よくなるから○○しよう」とか「こんなことをするとまた悪くなるから△△してはダメ」．これは医療者の思い込み＝独善となってしまう危険がある．私自身，医学的理由を述べ立て，知的腕力でねじ伏せようと（板井先生のセミナーで知った言葉）患者・家族に迫っていたことがある．

　そうではなくて倫理的に患者に接するということは，相手の気持ちに寄り添い，理解して共感（empathy）することから始まるのである．病名や障碍を伝えるとき，治療方針を理解してもらう際には，独善にならず，共感しつつ理解してもらうという配慮が必要である．内容だけでなく，伝えるタイミングや相手にも配慮が必要である．筆者はカンファレンスで方針が定まったとき各職種からそれぞれの言葉で「同じ内容」を伝えるようにしてもらうことがある．ＡさんとＢさんが異なることを言えば患者は混乱することもある．その際，もう一つ大事なこととして，各職種から患者の本当の気持ちを聞いてもらうようにお願いしている．医師には話さないことを看護師や療法士に語ってくれることがある．時にはヘルパーさんに患者がきわめて大切な情報を語ってくれて，治療方針が変わったということも経験している．

文献

・稲葉一人，板井孝壱郎，濱口恵子：ナースの困ったに答える　こちら臨床倫理相談室．pp60-66，南江堂，2017．

臨床倫理キーワード

法と倫理

法：秩序を保つために国が設ける社会規範
倫理：道徳，モラル，善悪の判断の基準

　法は強制力をもち社会の秩序を保つ．規制の内容が社会に受け入れられていないと，人から離れ，自発的に守られることにつながらない．したがって多くの法は倫理や道徳に基づいて作成されている．法は，事件が生じてから制定されるもので，新しい出来事に対しては対応できない．「法は倫理の最低限」といわれ，倫理より低い基準を示している．法を知らずに破れば罰せられ不幸になるが，法を守っているだけでは幸せにはならない．医療者は高い倫理観をもち，患者の幸せを一緒に追求することが求められているのである．本書の稲葉先生の解説が明快である．

文献

・稲葉一人：嚥下障害患者の意思決定支援－法と倫理の観点を踏まえて．嚥下医

学, 10 (1)：8-14, 2021.

臨床倫理キーワード

功利主義，義務論，徳倫理

功利主義：よい結果が得られればその行いが正しいとする考え方

義務論：道徳的な原理，原則に則った行為が正しいとする考え方

徳倫理：徳のある人が行う行為が正しいとする考え方

　臨床倫理の基礎になっている倫理学は西洋哲学の一分野であり，「われわれは何をすべきか，そして社会はどうあるべきか」を考える学問である．

　倫理学に登場する 3 つの考え方に功利主義，義務論，徳倫理がある．

　功利主義は「嘘も方便」と例えられることがあるように，よい結果が得られればその行いが正しいとする考え方である．「最大多数の最大幸福」を追求するイギリス思想に著しい考えで，J・ベンサムがこの立場を単純明快に定式化，組織化した．それをミル父子が継承，発展させられたとされる．絶対の正解がない臨床医学は多く功利主義に基づいていると考えることもできる．

　義務論は「嘘をついてはいけない，正しいものは正しい」と例えられることがあるように，「道徳的な原理，原則」に則った行為が正しいとする．カントは行為の価値は，その行為そのものの価値によって判断されると説く．自分がしてほしいことを他人に行い，自分がしてほしくないことは他人にするなとも理解される．しかし，絶対的価値とは何かがとても難しいし，時代や場所などによって変化してしまう可能性がある．

　以前，浜松市リハビリテーション病院で「偽薬（プラシーボ）」を投与するか否かで議論がもち上がったことがある．医師は患者のために偽薬を眠剤と偽って投与しようとしたが，看護が患者をだまして偽薬を投与することはできないと言う．まさに功利主義と義務論の対立であった．

　徳理論では徳のある人が行う行為が正しいとされる．近年注目されており，わかりやすい．しかし徳とは何か？「善行」「友情」「公正」などさまざまあるが，「徳」なのかは明確な基準がないことが弱点とされる．

　臨床倫理それぞれの場面において，われわれは 3 者を使い分けていると考えると納得がいく．

文献

・赤林　朗：入門・医療倫理 I．pp38-42，勁草書房，2005．

Case 5　病識のない高次脳機能障碍患者と医療者・家族の意向のギャップ

1. 患者プロフィール

症例 70歳代男性

診断名 橋出血

障碍名 高次脳機能障碍（注意障碍・病識低下・脱抑制・記憶障碍），失調，眼球運動障碍

生活
・4人家族（外国人の妻・高校生2人の息子の3人とも日本語が不自由）
・日本語が拙い一家の大黒柱として仕事や家族の世話（送迎や書類の確認など）を生きがいに生活を送ってきた.

2. 事例の経過

　事例のニーズは，車の運転と復職，家庭内での役割（妻の送迎・書類の確認・弁当作り）復帰であった. しかし，医療スタッフの判断では高次脳機能障碍と失調により，自動車運転や復職はもとより，家庭内役割の復帰さえ難しいと判断していた. 患者は納得できず，「注意散漫なのは性格. 今までこれで運転してきた」「それらの役割を復帰できないということは家庭のなかで必要とされないことと等しく，もう生きている価値がない」と発言した. 医療スタッフは患者が納得できるように説得や説明に努めたが，患者は激しく落ち込み，納得できずにいた. すべてを諦めさせるように説得することが最善なのかとジレンマを感じたスタッフの要望で倫理カンファレンスが開催された.

3. 倫理的問題およびジレンマ

・医療者側が考える安全な生活と本人の退院後の生活に対しての希望の乖離（無危害 vs 自律尊重）.
・家族の意向と本人の希望のすれ違い.

4. 倫理カンファレンスでの検討結果と方針

・患者は，今までの役割が担えないと家族にとっての存在意義がないと思い込んでいるだけではないか.
→本人の思いを家族に伝え，家族の思い（仕事や運転ができなくても，身の回りのことができて健康でさえいてくれたらよい）を家族から直接本人に伝えてもらってはどうか.

医学的事項および適応	患者の意向
・70歳代男性，橋出血．失調，眼球運動障碍が中等度 ・既往に糖尿病があり，今後も管理が必要 ・ADL：補助具を利用して歩行　　準備に介助．立位動作不安定のため，下衣操作は手すりを要す ・高次脳機能障碍 　注意障碍（配分・転換・選択），脱抑制，記憶障碍，情報処理量の低下 　→運転・復職は難しい	・身の回りのことはできるから，**訓練なんて必要ない** ・仕事も運転もダメ，弁当作りもダメ，**全部できないなら，存在意義がない** 家族からも必要とされないだろう．**希望がみえない** ・注意散漫なのはもともとの性格．自分では全部できると思っている ・妻と息子は日本語が不自由なため，自分が側にいないと家族が困ってしまう
QOLなど	周囲の状況
本人 ・一家の大黒柱として働いてきた ・**家族のなかで必要とされていたい** ・**父親として家族のために働きたい** ・病前と同じように車で妻を送迎したり，息子のご飯や弁当作りをしたりしたい	・妻：運転や仕事はもうやらなくてよい．患者がいなくても不自由なく生活できているから，それよりも自分の身の回りのことができて健康になって帰ってきてほしい ・PT，OT：ADLは手すりを使って行える．家事も座位でできることは可能

5. 本事例の経過と帰結

依頼者である担当スタッフが家族との話し合いの機会を設けた．本人の思いを家族に伝え，家族の思いを家族から本人に伝えてもらった．話し合い後，本人から「自分は家族と一緒にいるだけで価値があるんだとわかりました」と述べた．以後ADL訓練に打ち込み，笑顔で退院された．退院後，休日には家族と一緒に近くの公園で歩行練習をしているとの話が聞かれている．

まとめ

高次脳機能障碍は肢体不自由と違い，目に見えない障碍であるため，患者自身にできないことを理解してもらうことが難しい．また，脳卒中患者は病前と同等の役割が担えなくなる事例も多く，QOLの低下につながることも多く報告されている（小沼ら，2016）．

今回，医療者は本人のQOLよりも医療者が考える安全な生活を送る道を善としており，家族もそれを望んでいた．倫理カ

ンファレンスを通し，患者の要望に応えることができる最も共感に満ちた身近な存在である家族（箕岡, 2014）が生きていることそのものの大切さを伝えたことで，本人の QOL や生きがいに対しての価値観に変化が生じ，本人が納得したうえでのリハビリテーション提供・退院時支援につながったと考える．

Dr. 藤島の視点

　価値観の転換は，リハビリテーションにおいて重要なテーマである．障碍によってそれまでの役割が担えなくなった患者が，価値観を転換することによって再び生きる意欲をもち得る．この事例は「すべてを諦めさせるように説得する」という雰囲気になっていたチームに倫理カンファレンスがリハビリテーションの原点に立ち返るきっかけを与えてくれた．QOL と相対する概念とされていた SOL（Sanctity Of Life：生命の尊厳）について，E.W.Keyserling（1988）は，"SOL" を尊重することは "QOL" に配慮することにほかならず，両立が可能と述べている．

文献

・小沼佳代，島崎崇士，竹中晃二：在宅脳卒中の活動性が生活の質に影響を与えるプロセス．理学療法科学，31（2）：247-251，2016.
・箕岡真子：認知症ケアの倫理．p57，ワールドプランニング，2014.
・E.W.Keyserling，加藤尚武，飯田亘之介（編）：バイオエシックスの基礎：欧米の「生命倫理」論．p21，東海大学出版，1988.

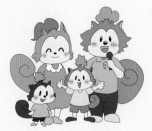

そばにいてくれるだけでいい♪
黙っていてもいいんだよ♪♪

Case 6

運転再開を希望する高次脳機能障碍患者の健側上肢手術に対する手術室スタッフが感じたジレンマ

1. 患者プロフィール

症例 60歳代男性

診断名 右被殻出血・高次脳機能障碍・左上下肢麻痺・右肩腱板断裂

2. 事例の経過

20XX年Y月Z日　右被殻出血で急性期病院へ救急搬送

20XX年Y月Z＋17日～約5か月間　リハビリテーション目的で回復期病院入院

退院時のADLは室内自立杖歩行，屋外見守り杖歩行，長距離車椅子移動，入浴など家族介助

翌年，右上肢（非麻痺側）を挙上障碍と肩痛のため，リハビリテーション病院整形外科受診．肩腱板断裂の診断で手術を勧められるも健側上肢を手術するとしばらく上肢使用不可となるため，保存治療となる．

20XX年＋2年　事務職で職場復帰．妻の送迎で週2回の勤務．

20XX年＋4年　運転評価で健側の右肩機能障碍による運転動作の支障あり，肩手術の方針となる．

この頃高次脳機能障碍もかなり改善してきて，肩の問題が解決すれば運転再開の可能性が出てきていた．

20XX年＋5年　手術目的でリハビリテーション病院入院．ADLは，左上下肢麻痺にて杖歩行，入浴以外自立．入院翌日に全身麻酔下にて関節鏡下肩関節手術を実施し，約4か月間の入院となった．

3. 倫理的問題およびジレンマ

健側上肢を手術をすると一時的に上肢機能がすべて失われるため，一度は手術を断念していた．今回，運転再開を目指し手術を希望された．手術後ADL訓練に時間を要し通常より長い入院期間となる．また，高次脳機能障碍による注意障碍にて運転再開は困難な状況であるのに，その状況も患者は理解し手術を望んでいたのか．本当に手術を実施してよかったのだろうかというジレンマを手術室スタッフが感じた．

医学的事項ないし適応	患者の意向
・60歳代男性, 右被殻出血, リハビリテーション目的でリハビリテーション病院に約5か月間入院. ADL一部介助で退院	・退院時より**自動車運転再開希望あり**
・翌年：右上肢（非麻痺側）挙上障碍・肩痛あり. このときは健側上肢のため, 保存治療	・4年後：右上肢機能障碍による運動動作に支障あり, 実用的なレベルには至らなかったが, 運転再開を諦めきれない
・2年後：事務職で職場復帰. 妻の送迎で週2回の勤務	→**右肩関節手術とリハビリテーションによって改善が見込めるか試したい**
・4年後：高次脳機能も改善しつつあり, 運転評価では**右上肢機能障碍による運転動作の支障あり**. 整形外科を受診し手術の方向となった	
・5年後：全身麻酔下にて関節鏡下肩関節手術を施行し, 4か月間の入院となった	
QOLなど	周囲の状況
・職場復帰はできている（事務職）が家人の送迎が必要	・運転評価は右被殻出血発症4年後より10回程度実施
・手術は非麻痺側にて入院期間4か月	・評価結果として**現状では運転はまだ危険**. ステアリング操作の改善と注意機能の改善が必要な状況ではあるが**再開できる可能性がある**
・手術目的の入院時ADL：左上下肢麻痺があり杖歩行, 入浴以外自立	
・**手術室スタッフは本当に手術が必要か疑問に思った**	・運転再開に対する家人の考えは不明

4. 倫理カンファレンスでの検討結果

　術後に倫理カンファレンスを開催し, 外来担当と入院担当の療法士から, 手術前後の情報を聞くことができた. 運転評価では, 「高次脳機能障碍について少しずつではあるが改善方向であり, それと合わせ健側上肢の動きの改善があれば運転可能となる可能性が高くなる」という判断だったために, 患者が手術を希望されていたことを知ることができた.

まとめ

　手術室は意思決定の場ではなく, すでに決定された手術患者を受け入れる場となっている. そのため, 手術室スタッフは, 術前準備として患者情報を収集する際など, この患者はこのまま手術を受けてよいのかと疑問に感じることが多い.

今回，事後ではあったがカンファレンスを実施し，短期間の関わりの手術室スタッフでは知ることができない患者の手術前や手術後の状況や患者の思いなどを担当する療法士から直接聞いたことで，手術をやってよかったと手術室スタッフが納得できた．できれば手術前にカンファレンスを行い，情報を整理できればよいと思われた．

Dr. 藤島の視点

　生命予後に関わらない機能的手術に関して，手術室の看護師が感じた違和感である．小さなこととして日常診療はこのまま放置されてしまったかもしれないが，小さな気づきを一つひとつ取り上げて，納得のいく医療を提供していくことがチーム全体の信頼感を醸成すると思われる．

> 過去の事例であっても，
> 振り返るとモヤモヤが
> 軽くなることもあるね

Case 7　独居に戻ることを強く希望した重度失語症患者

1. 患者プロフィール

症 例 70歳代男性

診断名 心原性脳塞栓症, 出血性梗塞

障害名 失語症 (重度・感覚性), 注意障害, 失行, 病識の低下

生 活 独居, 市内に兄弟在住

2. 事例の経過

　身体機能は保持されていたが, 重度失語症や失行をはじめとする高次脳機能障害を認めていた. 言語機能については, 理解力は状況の手がかりとなる場合に指示が入ることがある程度で, 自発話は有意味語の表出も少なかった. 他者とのコミュニケーションは, 言葉だけでのやりとりは困難であり, 本人は他者に伝わらないと「なんで!」などと声を荒げることがあった. 病棟生活については, 失行の影響によりスプーンや歯ブラシなど道具の使用が困難であった. しかし, 本人は"言葉以外は問題ない"という認識 (病態失認) であり, 独居に戻ることを強く希望していた. その後, 病棟生活では繰り返し指導を行うことで何とか自立できたが, 家事全般, 金銭管理, 自動車運転は困難であった. それでも本人は「全部, ぜーんぶ (できる)」と発言があった. 兄弟は, 「自分で動ける状態で施設に入れるのも…」と今後どうするべきかを迷われていた.

3. 倫理的問題およびジレンマ

・患者は当初から独居に戻ることを強く希望していた. しかし, 担当スタッフは, 高次脳機能障害を呈していたため独居は困難ではないかと考え, 施設ケアも視野に入れていた.

・身体機能が保持されており, 病棟生活も慣れによる順応がみられ, 何とか介助なく過ごすことができていたため, 施設入所が患者にとって最善なのか疑問を感じていた.

・試験外出で, 失行の影響から使い慣れたはずの洗濯機や電子レンジの使用に誤操作がみられた. しかし本人は気に留めておらず, 兄弟・医療者は退院後の生活が成り立つのかさらに不安を感じた.

● 4 分割表

医学的事項および適応	患者の意向
・70 歳代男性 ・心原性脳塞栓症，出血性梗塞 ・**運動麻痺はなく独歩で，セルフケア自立** ・失語症（重度・感覚性），注意障碍，失行 ・失語症以外の問題に対する**病識欠如** ・自動車運転の再開は危険との評価 ・銀行口座の暗証番号がわからなくなり，**独力での金銭管理が困難** ・試験外出では，使い慣れたはずの洗濯機や電子レンジの使用に誤操作がみられ，いくつかボタンを押しているうちに偶然電源が入るといった状態であった	・**自宅に帰りたい** ・**自動車運転をしたい** ・独居生活について「ぜーんぶ（ok サイン）」と発言，問題ないとの認識 ・自分の意図が伝わらないと声を荒げることあり
QOL など	**周囲の状況**
・自宅への独居退院後は自動車運転を再開することができれば本人の QOL は高いが，現状では困難 ・風光明媚な場所へ車で出向き，写真を撮ることが趣味	・妻とは死別 ・兄弟が近所に住んでおり，援助は可能 ・試験外出の様子をみた兄弟は「**これじゃ一人で生活できないね…**」と不安を感じた

4. 倫理カンファレンスでの結果と方針

・本人の認識と実際の本人の様子をみた兄弟の認識にずれがある．兄弟は独居生活に不安を感じ，なかなか結論を出すことができないでいたことが共有された．

・一方で，時間をかけて環境に慣れることにより，生活の安定が図れる可能性も共有された．本人，兄弟，担当者で少し時間をかけて環境調整も含めて本人の意思を尊重し，在宅生活への可能性を探ることとした．そのうえであらためて退院先を検討することとした．

5. 本事例の経過と帰結

　その後訓練を進め，高次脳機能障碍も重度ではあるが，やや改善の兆しを見せ始めていた．退院先を検討するカンファレンスには患者，兄弟，医師，看護師，OT，ST，MSW，ケアマネジャーが参加した．各医療スタッフからは患者・兄弟に対して現状説明や独居へ戻った際に想定されるリスクを説明した．そのうえで患者の意向を再確認したところ，それでも自宅に戻

りたいとの強い希望が聞かれ，兄弟も協力するという同意が得られた．

　患者は自動車運転について固執し，継続したい思いが強かった．しかし，自分だけでなく他者への危害・危険が伴うため行わないよう多職種から複数回説明指導した．最初はこれらの条件に抵抗を示していた患者も，自宅に戻るための必要条件であると理解することで最終的には納得した．

　家事や金銭管理については，兄弟が定期的に本人宅を訪問し支援していくこととなった．自宅に帰るための環境調整として，平日午前はデイケア，午後は訪問看護や訪問リハビリテーションを導入し日中独居の時間を減らす，自宅環境でのリハビリテーションを継続するよう工夫するなどして，自宅退院となった．

まとめ

　独居に戻ることを強く希望した重度失語症患者の一例を経験した．身体機能は保たれていたが，失語・失行をはじめとする高次脳機能障碍が残存し病識も低下していたため，転帰先を本人の希望どおりにするか，施設にせざるを得ないか，ジレンマがあった．患者，家族，関連職種で退院前のカンファレンスを実施し，現状を共有して患者の自律尊重を可能な限り活かすために必要な環境調整を行うことで，自宅退院が可能となった．

Dr. 藤島の視点

　リハビリテーションで問題となる生活の場に関するジレンマである．患者は病識が欠如しているとはいえ，確固たる意思をもっている．人的，物的に患者を支える生活環境を整えるためにチームでアプローチするというリハビリテーションの総合力が発揮されて，在宅生活が可能となった事例である．ただ，すべてがこのようにうまくいくとは限らない．

3

「共有された意思決定（SDM）」と
「アドバンス・ケア・プランニング（ACP）」

SDM とは Shared Decision Making の略であり，「共有された意思決定」と訳されることが多い．また，ACP は Advance Care Planning の略であり，事前に医療ケアの計画を立てることを意味する．本章では，まず，リハビリテーションにおける臨床倫理の重要性，すなわち，リハビリテーションにおける適切な意思決定プロセスの重要性について述べ，その後，倫理的に適切な意思決定支援の方法としての SDM と ACP について述べる．リハビリテーションにおいて，「臨床倫理」という考え方を取り入れることは，患者の「自立（Independence）」と「自律（Autonomy）」を尊重し，ひいては本人の尊厳に配慮することにつながる．今後，「リハビリテーションの倫理」が，大変重要な臨床倫理の一分野となることを期待している．

1—リハビリテーションにおける臨床倫理の重要性

1. 臨床倫理とは

「臨床倫理」とは日常臨床に潜んでいる倫理的ジレンマをよりよい解決へ向かわせ，よりよい医療者−患者関係を構築するために大変重要な学問分野である．一つの臨床事例に関して，診断・治療・予後について考慮することが重要なのと同様に，倫理的に熟慮することは欠かすことのできない医療の重要な要素である．したがって，「臨床倫理」は，医療の本質的な一側面であるということができる．

臨床倫理というと，終末期医療や看取りなどのエンドオブライフケアに関わる論点が中心だと思われる方も多いと思うが，臨床倫理においては医療とともに，本人の生活に関わる視点は大いに重要であり，そういった意味で，QOL の改善・向上に関わるリハビリテーションにおいても，臨床倫理的視点をもつことは大変重要なことである．

「臨床倫理」の守備範囲は多岐の領域に及ぶが，身体機能

が脆弱（＝frail）なだけでなく，**意思決定能力が脆弱（＝vulnerable）な人々の尊厳**に，どのように配慮すれば倫理的に適切といえるのかということを多職種で一緒に考えていくことが重要である．

2. リハビリテーションと臨床倫理

リハビリテーションにおいては，その対象となる疾患・症候は多岐にわたる．事故などの外傷によるもの，加齢による整形外科疾患などロコモティブシンドロームに関わるもの，心不全や呼吸不全のリハビリテーションといった高齢者の慢性疾患に関わるもの，また脳血管障碍の後遺症によるものは，その機能不全は四肢の麻痺から，嚥下障碍や失語症，認知機能障碍にまで及ぶ．また，神経難病においては，治癒を目指せない疾患も多くある．

こういった多岐にわたる疾患や症候に対して行われるリハビリテーションでは，治療目標の設定や，本人の望むQOLに関する話し合いにおいては，大いに倫理的配慮が必要となる．

3. リハビリテーションにおける倫理的ジレンマ：自立支援だけでなく，自律支援も

リハビリテーションにおける臨床倫理の役割は，これまでの自立を支援するだけでなく，自律を支援することである．自律とは，自分のことを自分で決めることである．そして，本人が自分で決めることができない場合には，本人の価値観や考え方をできるだけ反映させて，家族などが本人に代わって判断（代理判断）することになる．

リハビリテーションに関する倫理的ジレンマとは，たとえば，脳卒中後や外傷後のリハビリテーションにおいては，本人の望む治療のゴールと医療者が考える治療のゴールに乖離がある場合などには，倫理的ジレンマが生じるであろう．また，嚥下リハビリテーションにおいても倫理的ジレンマに悩まされる．「摂食嚥下障碍の倫理」は，最近，特に注目を集めている分野であるが，それは「食べること」は生命に直接関わることでもあり，さらにジレンマが大きくなるからである．

さらに，リハビリテーションは，回復を目指す疾患だけでな

く，エンドオブライフケアにおいて原疾患の根治が目指せなくても，「緩和ケア的リハビリテーション」として重要である．がんおよび非がん（慢性）疾患の経過中に，摂食嚥下障碍・構音障碍・呼吸機能障碍・心機能障碍・高次脳機能障碍・骨折・筋力低下・拘縮・麻痺などのさまざまな偶発症や合併症が生じることがある．その結果，さまざまな日常生活動作（ADL）が制限され，QOL の低下が引き起こされる．歩行・車椅子への移乗・トイレ・洗面・更衣・入浴・食事・コミュニケーションなどの日常生活に不便が生じ，それらを改善するために，たとえ終末期であってもリハビリテーションを実施することは意義がある．実際，エンドオブライフにおける心不全リハビリテーション・呼吸不全リハビリテーション・排泄リハビリテーション・嚥下リハビリテーションなどは臨床実践され，効果を上げている．エンドオブライフにおけるリハビリテーションは，ADL の改善や症状の軽減だけでなく，心理感情的な効果も期待できる．

2—共有された意思決定（SDM）

1. 共有された意思決定（SDM）と「医療者−患者」関係

　今から 2000 年以上も前のヒポクラテスの誓いに「私は能力と判断の限り，患者に利益すると思う養生法をとり…」とあるように，歴史的に「医の倫理」は，患者の自律尊重よりも，医師の善行に重きが置かれていた．専門家である医師が考える治療は最善という考え方のもと，医師の考え方や価値観が強調されるパターナリズム的意思決定が 2000 年もの間，連綿と続いてきた．

　しかし，20 世紀に入り，患者の権利の尊重が叫ばれ，パターナリズムに対する反論として，その対極にある情報提供型モデルといった「医療者−患者」関係が提唱されるようになった．情報提供型モデルでは，患者の考え方や価値観が強調され，医師は専門家として，医学的情報を提供する役割に専心し，治療方針の最終決定者は患者ということになる．このモデルにおいては，医師と患者の間に価値観の共有はなく，共感やあたたかい人間関係，相互理解が欠落し，疎遠な医療者−患者関係をき

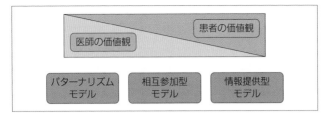

図 3-1　意思決定プロセスにおける医療者（医師）−患者関係のモデル

たしてしまうという欠点がある.

　これらパターナリズムモデルや情報提供型モデルといった両極端な「医療者−患者」関係に対する反省として, その中間型として相互参加型モデル（＝対話型モデル）が提唱された. この相互参加型モデルにおいては, 患者の自己決定権は保障されるが, 医療者と患者双方が意思決定に参加する協働的プロセスやコミュニケーション（対話）が重視されている. このモデルの意思決定プロセスにおいては, まさに SDM がその中心を担っている（**図 3-1**）.

　治療方針や治療のゴールに関する話し合い（意思決定プロセス）において, 特に本人が医学的な情報を十分理解できない場合や, 明確に意思表明できない場合には, より深い倫理的配慮が必要となり, Care Triad（本人・家族・医療ケアチーム）が相互参加し, 対話を重ねる Shared Decision making「**共有された意思決定**」, あるいは Supported Decision making「**意思決定の支援**」という考え方が重要となってくる.

2.　自律尊重原則（Autonomy）

　患者本人に意思決定能力があれば, 今後の医療ケアの方針について, 本人の意向を尊重することは, 倫理原則である自律尊重原則, および多くの判例の積み重ねによりインフォームドコンセントの法理として確立している.

　特にリハビリテーションにおいては, 本人の治療目標や望む生活, 望む QOL は, 多様で幅広く, それらに関する十分な話し合いが必要である. 話し合いに際しては, 本人の意向の尊重, および多職種の意見を取り入れ公正性に配慮することが大切で

表 3-1　意思決定能力の 4 構成要素

1. 選択の表明ができる
2. 情報の理解ができる
3. 状況の認識ができる（その治療が自分にどのような結果をもたらすのかの認識できること）
4. 論理的思考（選択したものが自分の治療目標と一致していること）

ある.

　自律尊重原則とは，①個人は自律的な主体として扱われるべきであることを意味する. 具体的には，「本人が熟慮した判断を尊重すること」「本人が考えたうえでの判断に基づいた行動の自由を認めること」「考えて判断するための情報を提供すること」である. そして，さらには，②自律の弱くなっている個人は保護を受けるべきであるという，医療者のより積極的責務をも謳っている.

3. 意思決定能力の評価

　それでは，自己決定が保障されるための意思決定能力（capacity）とはどのようなものなのだろうか？

　医療ケアに関する意思決定能力があるというためには「**選択の表明**」「**情報の理解**」「**状況の認識**（その治療が自分にどのような結果をもたらすのかを認識できること）」「**論理的思考**（選択したものが自分の治療目標と一致していること）」の 4 つの構成要素を満たすことが必要である（**表 3-1**）.

　自己決定するための意思決定能力があるかどうかを適切に評価することは，倫理的に大変重要である. なぜなら，自律の権利は，倫理的に最も重要な「人としての権利」のひとつだからである. しかし，実際，意思決定能力は「特定の課題ごとに」「経時的に」「選択の結果の重大性に」応じて変わるため，総合的に無能力としたり，固定的に捉えたりしてはならない. また，本人の残存能力を引き出す努力を惜しまないことも大切である.

4. 共有された意思決定（SDM）

　さらに，日常臨床においては，意思決定能力が不十分（ボーダーライン）のことがしばしばあり，医療者を悩ませる. この

場合，必要以上に自己決定の権利を奪わないために，本人の意向をできる限り尊重できるよう**意思決定の支援**（Supported Decision Making）や**共有された意思決定**（Shared Decision Making）をする必要がある.

また，もちろん本人に意思決定能力がある場合においても，医療ケアチームが助言をしたり，意思決定の支援をしたりすることが重要であることは当然である.

5. 個別性に配慮した適切な医学的情報の提供と，多職種が支援する治療目標に関する十分な話し合い

臨床現場で「リハビリ」とよんでいる医学的リハビリテーションには，医師，看護師，PT，OT，ST だけでなく，介護士・介護支援専門員・医療相談員・栄養士・薬剤師・義肢装具士・歯科衛生士など，多職種の医療ケアチームが関わっている.

また，リハビリテーションの対象は，身体障碍，精神障碍，発達障碍，加齢による障碍など多岐にわたる.

さらに，病期によっても，リハビリテーションの内容は変わってくる.予防期・急性期・回復期・生活維持期，さらには終末期など，それぞれに異なったニーズがある.

このように，対象疾患や病期が多岐にわたるだけでなく，加えて，本人の障碍や残存能力の程度・人生観や価値観・生活環境なども個人個人で異なり，それらのニーズに合わせて，機能回復訓練・残存機能の活用・日常生活動作訓練・心のケア・復職支援などさまざまなリハビリテーションが，本人の QOL の改善・向上を目指して行われる.

上記のさまざまな要因によって多様なニーズがあり，また，多職種が連携して行うリハビリテーションにおいては，その人にとって最適な治療方針や治療のゴールを設定するために，本人を中心とした十分な話し合いが繰り返され，コンセンサスが形成されることが，医学的だけでなく，倫理的にも必要である.そのコンセンサスの前提として，本人が自己決定できるように十分かつ適切な医学的情報を提供することが重要になってくる.

3—アドバンス・ケア・プランニング（ACP）: 事前に医療ケアの計画を立てること

1. 注目されるアドバンス・ケア・プランニング（ACP）

「人生の最終段階における医療の決定プロセスに関するガイドライン」（厚生労働省）が平成19年5月に最初に示された後，平成27年3月・30年3月に改訂されている．平成30年の改訂において，ACPがクローズアップされた．

2. アドバンス・ケア・プランニング（ACP）の定義

平成30年版ガイドライン改訂の経緯のなかで，「人生の最終段階の医療ケアについて，本人が家族などや医療ケアチームと事前に繰り返し話し合うプロセスの概念を盛り込み，医療・介護の現場における普及を図ることを目的に…」と記されているように，ACPは人生の最終段階の医療ケアについて，本人が家族などや医療ケアチームと事前に繰り返し話し合うプロセスである．具体的には，「話し合いの場を提供する」「患者の意思の変化に応じて，話し合いを繰り返す」「患者本人意思を共有する」ことである．

しかし，その内容に関しては，「意思決定能力のある成人に限定されるのか」「医療ケアに関することのみなのか，人生・生活に関することも含むのか」「病気のある人に限定されるのか，健康な人も含むのか」「将来の医療ケアについてか，現在の医療ケアも含むのか」「予後に関する話し合いも含むのか」など，十分に議論がなされていない状況での見切り発車であり，現場の混乱を招いた．

3. アドバンス・ケア・プランニング（ACP）の真の意味：ACPは「終末期医療の倫理」を熟慮・発展させてきたプロセスから生まれた産物である

ACPは，最近しばしばクローズアップされている言葉であるし，厚労省のガイドラインの解説には「近年，諸外国で普及しつつあるACP（アドバンスケアプラニング）…」などと書かれているが，じつは決して最近突然にACPという概念が出

てきたわけでも，諸外国の真似をしたわけでもない．ACPは
「終末期医療におけるさまざまな困難な倫理的問題をどうやって
解決すればよいのか？」という医療ケア専門家の苦悩に満ちた
深い悩みのなかから，「終末期医療の倫理」を熟慮・発展させ
てきたプロセスから生まれた産物なのである．

　すなわち，終末期医療におけるさまざまな倫理的ジレンマを
解決する手段として「ACP」と「倫理コンサルテーション」
が生み出されてきたのである．

　実際，将来の医療ケアの計画を立てるときに，患者本人に既
に意思決定能力がなく，意思表明できない事態に陥っている場
合が臨床現場ではしばしばみられ，家族だけでなく医療ケアチー
ムをも悩ませる．したがって，できるだけ本人に意思決定能
力があるうちに，本人の意向を確認しておくことが重要になる．
このように倫理的ジレンマの原因には，本人の意向がわからな
い場合が多くあり，ACPによって，「本人がどんな治療を望む
のか」「誰に代理判断者になってほしいのか」について事前に
話し合っておけば，倫理的ジレンマはより解決しやすくなる．

　ACPを実践することによって，前もって患者の意向や価値
観を確認しておけば，本人の自己決定（自律：Autonomy）の
権利の尊重に寄与することになる．また，ACPに際して，話
し合いを繰り返すことにより関係者間のコミュニケーションを
深めることができる．その結果，本人の意向を共有することに
よって，意見の不一致や対立も少なくなり，今後のコンフリク
トを避けるために役立つであろうし，中立性や透明性などにも
配慮することになる．それでも解決が困難なケースは，多職種
協働的意思決定支援である「倫理コンサルテーション」に諮っ
て解決を模索することになる．

4. アドバンス・ケア・プランニング（ACP）と
　　事前指示との関係

　事前指示（Advance Directive）とは，意思決定能力が正常
な人が，将来，意思決定能力を失った場合に備えて，治療に関
する指示を，事前に与えておくことである．そのおもな内容は，
「望む医療処置，望まない医療処置（＝これを書面で表したも
のがリビングウィル）」「医療に関する代理判断者を指名するこ

と」である.

　事前指示の利点として，①患者にとって自己決定の権利の尊重になる，②家族にとっては，本人の意向がわからないまま決める心理的苦悩・感情的苦痛の軽減になる，③医療介護専門家にとっては，延命治療を差し控えた場合の法的責任の軽重が異なることになるが，さらに，④事前指示は有用なコミュニケーションツールとなり得ることである．すなわち，事前指示を作成するプロセスそのものが医療関係者と患者・家族とのコミュニケーションを促進させ信頼関係を高めることになる.

　実際，日本における事前指示の発展・普及については，患者に寄り添い，臨床倫理的思考のプロセスをしてきた医療者によって，コミュニケーションツールとして発展してきた経緯がある.

　患者の自己決定権の発露を具現化するものとして，医療者や家族を交えないで書いた古典的な意味での事前指示は，その実践過程において，医学的にも倫理的にも問題があることが露呈してきた．すなわち，医療者を交えないで書く事前指示は「医学的事項の理解が不十分」であり，「関係者間で本人意思の共有ができていない」「本人の願望に対する関係者の共感が不十分」であった.

　したがって，日本における事前指示は，本人を中心として家族や医療者と対話を重ねる「コミュニケーションツールとしての事前指示」として発展してきた．このような「コミュニケーションツールとしての事前指示」は，まさに ACP の実践に他ならない.

5. アドバンス・ケア・プランニング（ACP）と
蘇生不要指示の関係

　蘇生不要指示（Do Not Resuscitate：DNR 指示あるいは Do Not Attempt Resuscitation：DNAR指示）は，「疾病の末期に，救命の可能性がない患者に対して，本人または家族の要望によって，心肺蘇生術（CPR）を行わないことを指す．これに基づいて医師が指示する場合を DNAR 指示」という（1995 年，日救急医会誌）.

　DNAR 指示は多くの病院で日常的に出されていたが，

表 3-2　POLST（DNAR 指示を含む）作成指針
（日本臨床倫理学会，2015 より作成）

Ⅰ：基本姿勢
Ⅱ：ガイダンス（チェックシート付き）
　1. 患者本人・家族（関係者）・医療ケアチーム内でのコミュニケーション
　2. 患者本人の意思
　3. 患者本人が意思表明できない場合の代理判断
　4. POLST（DNAR 指示）に関する医学的事項
　5. POLST（DNAR 指示）作成の手続きについて
　6. POLST（DNAR 指示）後の配慮
Ⅲ：書式

DNAR 指示の捉え方が各医療者によって異なっており，患者の自己決定権の尊重がなされていなかったり，あるいは DNAR 指示によって CPR 以外の生命維持治療も制限されてしまったりと，実質的な「延命治療の差し控え・中止」になってしまっていた可能性があり，多くの倫理的問題点を含んでいた．

　DNAR 指示に関する倫理的論点とは，①DNAR 指示は誰が決めるのか？　②DNAR 指示はいつ出すのか？　③DNAR 指示によって差し控え，あるいは中止される医療の処置の内容とは？　④DNAR 指示を出すための適切なプロセスとはどのようなものか？　⑤DNAR 指示後の適切な医療ケアとは？などである．

　そこで，このような DNAR 指示実践における混乱を改善するために，日本臨床倫理学会はワーキンググループを発足させ，日本中の医療機関で使用可能な DNAR 指示の書式およびガイダンスを「POLST（DNAR 指示を含む）作成指針」という形で発表した（**表 3-2**）．

　特に，DNAR 指示によって CPR 以外の他の治療に対しても消極的になっているという現実に対しては，CPR だけでなく，他の延命治療に関する具体的指示をする **POLST**（Physician Orders for Life Sustaining Treatment）という概念の採用が提案された．

　また，現在クローズアップされている ACP との関係では，「繰り返すコミュニケーションを重視し，倫理的に適切な意思決定プロセスをふんで作成された DNAR 指示（POLST）は，

医療における最も重要な ACP のひとつとなり得る」ということである．

　DNAR 指示（POLST）は，医師による指示であるが，日本臨床倫理学会の指針にも示されているように，医療者が一方的に指示を出すものではないという点が大変重要である．医療ケアチームは，適切な医療情報を提供し，本人を中心とした関係者間で話し合いを繰り返し，本人の意向を共有する．そして，さらにコミュニケーションを深めながら，医療者が DNAR 指示（POLST）を作成することが，適切な ACP の実践につながるのである．実際，関係者間の話し合いを繰り返すことによって，患者の病状の変化や，考え方の変化にも対応することが可能である．

　このように，日本臨床倫理学会の DNAR 指示に関するワーキンググループが，ガイダンスの 1 番目に「コミュニケーション」をもってきたことは，指針『POLST（DNAR 指示を含む）』が，将来の臨床現場におけるよりよい ACP の実践に寄与する可能性を，明確に認識していたものだといえる．

　今後，増加が予想される在宅での看取りや，介護施設における看取りも POLST（DNAR 指示）と無縁ではない．在宅医療や介護施設における「意思決定の手続き」を，本人の意向に沿い，かつ密室にしないためにも，その普及は今後の熟慮を要する課題である．

6. アドバンス・ケア・プランニング（ACP）と 「看取りの意思確認書（介護施設）」の関係

　介護施設においては，入所時に日常的に「**看取りの意思確認**」が行われているが，それは単に「もしものときに，本人を家に連れて帰らない，救急車を呼ばない」ということだけではない．それは，一人の人の「いのち」に関わる医学的・倫理的・法的問題をも含んでいる．したがって，医学的事項の評価や，本人の考え方や人生観などに関する繰り返す話し合いの結果，看取りの意思確認書にサインをもらう必要があるのであり，ただ単に家族から書類にサインをもらうということではない．「看取りの意思確認」とは，高齢者の生命に関わる意思決定の話し合いのプロセスそのものであり，介護の領域における重要

な ACP なのである.

厚生労働省の「人生の最終段階における医療・ケアの決定プロセスに関するガイドライン」の平成30年の改訂では，ACPがクローズアップされたと同時に，医療ケアチームに介護職の参画が明確にされた．すなわち，終末期医療に関わる専門職として，それまでの医師や看護師などの医療者だけでなく，「終末期医療・ケア」というより広い概念のもと，介護職も重要なチームの一員と考えられるようになってきたのである．今後，在宅医療や地域包括ケアが推進されている現状においては，一人の患者の医療やケアだけでなく，生活の視点についても，十分に配慮された**エンドオブライフケア**に焦点を当てる必要性が認識され，ガイドラインが病院医療だけでなく，在宅医療・介護の現場へ適用され，介護現場に従事する専門職にとっては新たなチャレンジとなってきている.

患者の終末期医療ケア（看取り）との関わりについては，医師はヒポクラテスの時代から2000年以上の歴史があり，また看護においてもナイチンゲールの時代から長い歴史と経験をもっている．しかし，介護の現場においては，これまでは入所者の生活援助という視点が中心であり，入所者の「終末期」「いのち」「病気で死ぬこと」との関わりが，まだ歴史的に浅いという現実があり，医療ケアという視点から一人の人の生命を見つめ直すことにはさらに多くのことを学ぶ必要があり，新たなチャレンジといえる.

このように，「看取りの意思確認」の倫理的意義を認識し，本人・家族などの関係者・医療ケアチームにおけるコミュニケーションを重視することによって，適切な意思決定プロセスをふんで作成された「看取りの意思確認」は，介護分野における最も重要な ACP になり得るのである.

文献
・小濱啓次：学会通信．日救急医会誌，6：198-201，1995.
・日本臨床倫理学会：日本版 POLST（DNAR 指示を含む）作成指針．2015.
・箕岡真子：リハビリテーションの臨床倫理．総合リハビリテーション，50（1）：7-15，2022.
・箕岡真子（著），日本臨床倫理学会（監修）：臨床倫理入門．へるす出版，

2017.

・箕岡真子：蘇生不要指示のゆくえ・医療者のための DNAR の倫理．ワールドプランニング，2012.
・箕岡真子：エンドオブライフケアの臨床倫理 − ACP の歴史的背景から理論・実践事例まで．日総研出版，2020.

（箕岡真子）

●臨床倫理の必要性（医師：棚橋一雄）

　長野県の山間にある 100 床ほどの病院に 1 年間の研修で勤めている．毎日のように高齢の患者が入院となる．多くは心不全，肺炎などの感染症，圧迫骨折などの整形外科疾患をもつ．当然，診断と初期治療を適切に行うことが求められるが，いったん状態が落ちつくと，今後の方針決定に悩むことになる．何せ多くは 90 歳を超えた超高齢者である．よく悩むのが "治療は終わったものの，十分な食事が摂れないときに経腸栄養を行うか？" "寝たきりの患者にいつまで補液を行うか？" である．同僚の医師に相談するとだいたい同じ悩みをもっているようである．したがって，医師だけのカンファレンスでは疾患に対する治療方法の指針は立てられるが，それが個々の患者にとってよい医療かどうかはカンファレンスでは答えが出ないことが多い．医師だけでは答えは出せない．やはり多職種でのカンファレンスはそれぞれの視点を統合する意味で重要と感じる．

　印象的な事例を経験した．訪問診療で定期的に診ていた 90 歳代の女性で，認知症のため ADL は全介助で発語はないが，いつもニコニコしているのが素敵であった．身なりはいつもきれいにされており，爪には本人が好きな色のマニキュアが施されていた．家族からは「何かあっても苦しい処置はやめてください」と事前に蘇生処置は行わない意向を確認していた．ある日，デイサービスでの食事中に心肺停止となり，救急搬送された．状況から考えて窒息の可能性が考えられた．家族の意向は理解したうえで同僚の医師と相談し，この場合は蘇生の可能性があると判断し挿管を含めた処置を行った．結果，心拍は再開したものの，呼吸は浅く，補助換気をしないといつ呼吸停止をしてもおかしくない状態であった．私はこのまま病院での看取りを考えたが，家族の意向は "自宅での看取り" であった． "本当にこの状態で今から自宅に戻るのか？" と思ったが，それを数人の看護師に伝えると，すぐさま帰宅の段取りが整えられた．酸素ボンベを自家用車に積み込み，補助換気をしながら自宅に向かった．無事にたどり着き，挿管チューブを抜いた 10 分後には息を引き取られた．医師が一人で方針を決めていたらこのような方針とならなかったと思われる．その土地や医療事情を知った多職種が連携し，患者・家族のニーズに実直に向き合うことで，いままで自分で考えもしなかった選択肢が出てくるものだと実感した．

　週に 1 度，病棟で多職種によるカンファレンスが行われるが，皆立っての話し合いで，直近の課題の相談のみに終始してしまう．患者のこれからの人生を話し合うときは，普段のカンファレンスとは別に，事前に情報収集をしっかり行ったうえで座って話し合うことを心がけている．また，このようなカンファレンスの開催は医師からの提案は少ないようであるが，自身の診療上の悩みを少なくするためにも，積極的に開催を呼びかけたいと考えている．

DNARとDNRおよびPOLST　(▶3章)

DNAR：蘇生に成功する可能性がない患者に心肺蘇生法を試みないこと
DNR：蘇生の可能性が不明な患者に心肺蘇生法を行わないこと
POLST：「生命を脅かす疾患」に直面している患者の医療処置（蘇生処置を含む）に関する意思の指示書

　脳神経外科で救急治療に従事していた頃，当時の紙カルテに赤字で「DNR」(Do Not Resuscitation)と書かれている患者に何度か遭遇した．その後，「DNAR」(Do Not Attempt Resuscitation)という用語を耳にすることが多くなったが，両者の違いがよくわからなかった．

　DNAR指示は心肺停止の患者に心肺蘇生CPR (Cardio-pulmonary resuscitation)を行わないことである．A= Attempt は「失敗や中止を含意する企てを試みる」という意味であり，DNARは蘇生の可能性がないか少ない場合に出される指示である．医師の指示であるが，あくまで患者の意思を尊重して十分な話し合いのもとに決定すべきである．

　一方，DNRは「やろうとすればできることをするな」というニュアンスを含んだ意味と誤解されやすい．つまり点滴や抗生物質を使用しない，酸素投与をしないという一般の医療処置をしないという意味と誤解され混乱を招く．よって最近はDNRではなく，DNARが使用される．

　もちろんCPR以外の生命維持に関する指示が必要なこともあり，米国ではPOLST (Physician Order for Life Sustaining Treatment)という概念が出され，日本臨床倫理学会では「生命を脅かす疾患」に直面している患者の医療処置（蘇生処置を含む）に関する医師の指示書 (https://square.umin.ac.jp/j-ethics/index.htm) が示されている．

文献
・箕岡真子：蘇生不要指示のゆくえ─医療者のためのDNARの倫理．ワールドプランニング，2012.

agism, dementism

agism：年齢による偏見・差別
dementism：認知症による偏見・差別

　高齢だから仕方がない（agism），認知症だからどうしようもない（dementism）と思うことはないだろうか？　現実の医療現場でこのような先入観のために，適切な医療行為が行われない場面が少なからずある．耳が遠い高齢者であっても，朝食を食べたことさえ忘れてしまう認知症患者であっても，われわれはその人格を尊重して尊厳をもって対応する必要がある．

症例：80歳代男性，脳梗塞，右片麻痺，失語症，軽度認知症

　訪問看護師が体重減少に気づいた．それまで妻は「年だからそんなに食べる必要

3 「共有された意思決定（SDM）」と「アドバンス・ケア・プランニング（ACP）」

はない」と思い，在宅主治医も摂食嚥下障碍は全く念頭になかった．ケアマネジャーの勧めでリハビリテーション病院を受診し，外来でまず妻が「最近，体重が減少しています」と一番気になる点を話してくれた．肺気腫でもともと咳や痰が多いが，よく聞くと「食事でむせることもある．軟らかいものしか食べない」とのことであった．嚥下機能を評価すると，やや咀嚼が悪く水分で誤嚥があった．軽度嚥下障碍と判断して摂食時の姿勢，食事内容，嚥下体操セットなどの指導でむせなくなり，経口摂取量が増え，体重増加に転じた．肺炎もなく経過している．

　この事例では栄養摂取量，摂食嚥下障碍に対する ageism（年齢による差別）による先入観で診断，治療の遅れがあったと思われる．また失語症によるコミュニケーション障碍と軽度の認知症も加わっていたため，dementism（認知症による差別）がなかったかが懸念される．先入観による差別が善行原則（本人の最善の利益を求めること）を損なうことがあり，倫理的に問題があったことに気づく必要がある．

文献

・箕岡真子：認知症ケアの倫理．ワールドプランニング．
・箕岡真子，藤島一郎，稲葉一人：摂食嚥下障害の倫理．ワールドプランニング，2014.

Case 8　職業倫理の違いにより「患者のQOL」の捉え方にずれが生じた事例

1. 患者プロフィール

症例 90歳代男性

診断名 右大腿骨頸部骨折，人工骨頭置換術

障碍名 下肢機能障碍，認知症

既往歴 脳梗塞（過去に何度か発症，後遺症はなし），骨粗鬆症，腰椎圧迫骨折，高血圧，前立腺肥大，化膿性脊椎炎

生活 施設入所中

2. 事例の経過

　施設入所中からつじつまの合わない発言や易怒的なことがあるなど，認知症があった．転倒して大腿骨頸部骨折を発症し急性期A病院へ入院．A病院入院時より，ナースコールの理解ができず単独で動き出してしまうことがあった．回復期病院転院後も単独で動き出してしまい転倒したため，その後はセンサー対応にて過ごされていた．

　受傷前の歩行能力は独歩自立であるが，転倒して今回の入院につながっている．本人の意向は歩けるようになりたいとのことであり，独歩自立を目標に訓練を進めた．しかし，独歩では膝折れがあり，要介助であった．歩行器使用で膝折れはないが，自分の歩行器だと認識しないと使用せず，独歩で移動する状況であった．

　食事や服薬では「どうしたらよいのかわからない」，「研究に使うので置いておいてほしい」などのつじつまの合わない発言があった．時間を置けば内服できることもあったが，日によっては拒否が強く内服理由を説明しても納得されないこともあった．夜間のトイレは3回程度あり，一度覚醒すると起き上がって大声を出しベッドを叩くことが1時間ほど続いてしまうため，処置室へ移動して対応することもあった．

3. 倫理的問題およびジレンマ

・看護師は不穏になることが多くなっていることから，早めにもとの施設に戻るほうがよいのではないかと感じている．一方で，療法士は歩行器を使わずに単独で歩き出すことがあるためリハビリテーションを続けて歩行を安定させて転倒予防

● 4分割表

医学的事項および適応	患者の意向
90歳代男性，右大腿骨頸部骨折（人工骨頭置換術），認知症 ・機械システムの仕事をしていて，細かく頑固な性格がますますひどくなった（家族情報） ・経過のなかで，机を叩く，声を出すなど**周辺症状が強まり不穏になる**ことも多くなった ・長女夫婦の顔，名前は認識可能．今回受傷に関わることは覚えていない ・起居動作は自立，移乗/歩行器歩行は見守り．今後も**独歩自立は困難と予測** もともと睡眠時間は4時間と短く，施設でも昼夜逆転傾向であった ・食事：軟菜食，水分とろみなし．適宜声かけor介助．摂取量は平均9割	・どうしたらよいのかわからない ・**歩けるようになりたい** ・つじつまの合わない発言があると拒食にもつながる．自分の解決したい内容が理解できるまで易怒的になることもある

QOLなど	周囲の状況
本人：65歳の定年までは東京在住．その後約30年間は地元の九州で生活．5年前に九州から長女宅へ移動 ・今回転倒受傷前までは転倒歴なし，散歩好きで1日2時間程度，COVID-19流行前は屋外も自立散歩されていた ・COVID-19前は施設入所後もドライブ，外出を毎週行っていた．流行後は2週ごとに窓越しから面会，電話使用で会話 ・**早期施設復帰がよいか？　機能向上の訓練継続か？**	家族：一人で歩けるようになってほしいリハビリテーション病院来院時には本人と近況などについて話をされている キーパーソン：長女（近隣） 妻：長女宅，ADL自立，認知良好 長男，次男：関東 次女：関東 訓練：歩行器歩行訓練中心に実施．歩行器歩行の実用性は向上してきたが，認知面，見当識低下もあり誘導〜見守りが必要

を図ることが必要ではないか，と考え，職種間で患者にとって何がよいのか意見が分かれていた．

4. 倫理カンファレンスでの検討結果と方針

・病院という新しい環境に順応できないことが，「どうしたらよいのかわからない」や「声を出す，机を叩く」などの不安の訴えとともに，不穏になることが多くなったのではないか．
・訓練すれば回復は見込めるという意見も出たが，高齢の認知症であり積極的な訓練による回復は難しいのではないか．そ

のため早期にもとの入所施設へ戻るほうが本人は安心して過ごせるのではないかという意見が挙がった.
・歩行については再度,本人の意向を確認することとした.

5. 本事例の経過と帰結

　本人の意向を再確認したが,具体的な意向はなく,歩けるようになりたいという漠然としたものであり,歩行器歩行でも満足している様子であった.歩き出しによる転倒リスクを減らすために,本人のベッド近くに歩行器を設置し,歩行器に名前を書いて自分の歩行器であることの認識を促すなどの環境設定を行った.入所する施設では,病院同等の訓練提供は難しいが,散歩や余暇活動参加への誘導なら可能と返答があり,退院後も身体機能面の維持・向上とQOLの維持が図れることを確認できた.スタッフの合意も得られたため,もとの入所施設へ退院となった.

まとめ

　看護師は,「患者のQOL」を患者が慣れた環境下で過ごすことが重要と考える職業倫理である.PTは,「患者のQOL」を患者の機能的な回復により歩行を安定させることが重要と考える職業倫理である.本事例は看護師とPTの「患者のQOL」の捉え方にずれが生じた事例であり,医師・看護師で典型的に生ずる価値観の違いが,看護師と療法士間でも起こることを示した事例であったと思われる.また,どちらの価値観を優先させるかという考えではなく,どちらの視点も含めて検討することの必要性が示唆された.

　リハビリテーション病院で訓練を続ける場合は,施設とリハビリテーション病院との「差」をなくす努力をする,病院から施設に戻るとしても施設で訓練提供が可能か否か,代替手段はないのか,生活を継続するなかで本人のQOLをいかに高めるかを考えることが大切である,ということが,本事例を通じての大事な気づきであった.

　なぜ看護師と療法士の意見が食い違うのか？　日々の診療や ケアにおいて「職種によるみえ方の違い」があることを意識して，お互いを尊重してコミュニケーションを取ることが解決につながる.

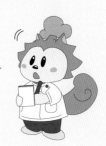

　歩けなくても，早く家に帰してあげたほうがいいのかな？ もう少し訓練すれば歩けるようになるのになー…

●臨床倫理は身近にあるもの〔言語聴覚士（ST）：髙辻光加〕

　初めて「臨床倫理」という言葉を聞いたとき，「何か難しそう…」「何がどのように話し合われるものなのだろう…」「よくわからないし大変そうだな…」というイメージをもち，遠くにあるもののように感じていました．しかし，臨床倫理セミナーや事例カンファレンスに参加するなかで，「今の方針が患者や家族にとって最善なのか」「医療者の主観だけで進めていないか」「本当に患者が望んでいることは何か」と日頃の臨床をより深く考えるきっかけとなり，日々接している患者の周りにある「臨床倫理への気付き」の大切さを知ることができました．

　今までは遠くに感じていた臨床倫理が，「日々私たちが触れていることであり，臨床を行っていくうえで欠かせず，とても日常的なものである」というイメージに変わりました．

　まだまだ入り口に立ったばかりではありますが，自分自身の臨床の向上と，患者や家族，悩んでいる他スタッフの手助けが少しでもできるように取り組んでいけたらと思います．

Case 9 食思不振により経口摂取が進まない認知症患者の方針決定

1. 患者プロフィール

症例 80歳代後半女性

診断名 脳出血（左尾状核），急性水頭症

障碍名 右片麻痺，軽度意識障害，認知症

既往歴 糖尿病，高脂血症

2. 事例の経過

　前院での摂食条件に基づき，座位できざみとろみ食，とろみ粥，薄いとろみを自力摂取で開始したが，食欲にむらがあり，安定した摂取量を確保することができなかった．もともと少食かつ低栄養状態でやせていた．経口摂取不良で発熱もみられたため経鼻胃栄養を併用．昼夕2食の経口摂取は継続し，朝注入にて不足分を補った（Lv5）．しかし，その後も経口摂取量は増えず，尿路感染による発熱，高血糖をきたし絶飲食，点滴管理となった．数日後，全身状態が落ち着いたため経管栄養を少量から再開し，覚醒がよければゼリー1個経口摂取も可能となった．嚥下造影検査では，45°リクライニング位で中間とろみまで侵入，誤嚥なし．上部食道に食塊が貯留，一部逆流を認めたのみで嚥下障害は軽度，経口摂取可能と判断．翌日よりミキサー食を介助で1食から再開したが，摂取量は0〜4割と伸びず，嘔吐もあるなど経口で1食を確立することは難しいと判断された．また，経鼻胃栄養チューブ（以下，NGチューブ）の自己抜去がみられるため日中ミトンを装着せざるを得なかったが，それが本人の活動を制限することも危惧された．食事が進まない理由として，本人からは「おいしくない」という訴えが聞かれるため，家族に本人の好きなもの（羊羹やプリン）を用意してもらい見た目や味のよい食品も試したが改善はなかった．発症前の食事条件に近い姿勢や食品形態（座位で軟菜食1品，全粥，中間とろみを3食，自力＋介助）で試みるも，摂取量は3割程度であった．今後の方針として胃瘻の造設，経口摂取の継続について検討されたが，医療者間でも意見が分かれた．

● 4分割表

医学的事項および適応	患者の意向
・80歳代後半女性，左尾状核出血，右片麻痺，認知症 ・軽度意識障碍（**血腫吸収にて改善の見込み**） ・嘔吐後誤嚥性肺炎の既往あり ・体重減少傾向 ・ADLは全介助，整容更衣は中等度介助　歩行は歩行器で軽介助レベルだが転倒リスク高い ・ベッド柵を乗り越えて転落，**NGチューブ自己抜去歴あり，日中ミトン装着** ・**嚥下障碍は軽度**で，座位，軟菜食まで可能　認知機能は全般に低下あり，尿意便意もあいまいでトイレ誘導が必要	・食事がおいしくない ・たくさん食べたくない ・好きな歌手のビデオを見るのが好き ・発症前は友人と食事をしたり，町内で清掃のボランティアをしたりしていた
QOLなど	周囲の状況
・もともと独居，少食 ・**NGチューブ自己抜去歴ありのためミトン装着→胃瘻がよいか** ・拒食の原因はあるか	・家族（娘）：ミトンの装着で本人の活動が制限されることが辛いので**胃瘻を希望** ・医師：脳病変も小さいため改善の可能性がある．急性期を過ぎれば3食摂取可能ではないか ・ST・看護師：**食べることに拒否が強く**，3食経口摂取は困難だろう．少量のお楽しみレベルの経口摂取が本人にとっても苦痛がないのではないか

3.　倫理的問題およびジレンマ

・嚥下障碍は軽度であるが，もともとの小食傾向や病後の食思不振により経口摂取が進まない．

・入院前のレベル（3食経口）までの改善を目指したいが，もともと少食で経口意欲も乏しい患者に食べさせることが苦痛を与えていないかというジレンマがある．

・NGチューブ抜去防止のためミトンの装着は必要であるが，本人の活動性を低下させてしまう．胃瘻造設すれば抑制しなくて済むが，本人の意思が確認できない状態で胃瘻造設してよいか？

4. 倫理カンファレンスでの検討結果と方針

・本人にとって「食べる」ことへの思い，もともとの性格や生き方，考え方などをふまえて，本人の希望（意思）について家族に確認する必要があることを共有した．

・食事以外に本人が楽しく心地よく過ごせる活動を増やすことを検討してはどうか（音楽ビデオを見て過ごす，集団レクリエーションなどに参加する）．

・経管栄養をすることでかえって空腹感がなくなる．これが原因で拒食となっている可能性もあるのではないか．一時的に経管栄養なしで姿勢や食品も入院前の本人が好んでいた条件に戻して，3食経口摂取を検討するのはどうか？

5. 本事例の経過と帰結

　経管栄養を白湯のみとし，3食経口摂取を試した．その際，食事形態も普通食に近い形態で提供し，娘も一緒に食事に参加してもらい，好きだった食品を持ってきてもらうなど工夫したが，食事については3割程度摂取すると嫌そうな顔をしたり，口を閉じてしまったりして経口摂取を進めることは困難であった．一方，身体面では離床が進み，日中訓練で集団レクリエーションや音楽ビデオ鑑賞して過ごし，簡単な会話も可能となり笑顔も増えた．担当者が家族と話し合い，本人は食べることよりも楽しいことをして過ごすことに生きがいを感じている，経口摂取よりもADLや活動性を向上させるためにミトンフリーを望んでいるという結論に達した．本人によく説明し同意を得て胃瘻造設，摂食は希望時お楽しみレベルでゼリーや家族持ち込みのプリンなどの摂食を行うという方針になった．数週間後，胃瘻造設しミトンもなくなってからは好きなビデオを見て過ごしたり，集団訓練に参加したり，笑顔も増えた．後日，療養型病院へ転院となった．

まとめ

　本事例では，経口摂取することがよいとする医療者や家族の考え（善行原則）と，本人の食べたくないという意思表示（拒食，自律尊重原則）が対立した．また，NGチューブ抜去予防のためのミトン装着（無危害原則）が，本人の自由を奪い活動性を下げてしまう（善行原則に反する）．何を一番優先し，尊

重すべきかは治療経過の時期によっても変化し，ゴールやそこに至るプロセスについても本人・家族やスタッフ間でも見解が異なる．改善の可能性を追求しつつも時間をかけて話し合いや意見交換を重ねる．実際に関わりのなかでできることを試しながら方針を決めることが大切である．

Dr. 藤島の視点

認知症の方においては本人がどこまで納得して胃瘻を受け入れたかは不明であろう．拒食の原因も不明のことが多い．もちろん「生きていたくないので，食べない」と明確な意思をもって食事を拒否している場合もあるだろうが，それを医療者がどのように受け止め治療方針を決めていくか，明確な回答はない．

生きがいとは何か，本人との対話や過去の生き方，人生観をふまえて考える必要があるんだね

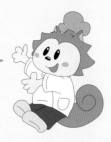

リハビリテーション病院転院後，拒食・拒薬が増悪し対応に悩んだ事例

1. 患者プロフィール

症　例 70歳代女性

診断名 てんかん重積・髄膜腫瘍摘出

障碍名 高次脳機能障碍：発動性低下，記銘力障碍，注意障碍，処理速度低下

生　活 夫・子の3人暮らし，入院前から認知症があり家事は夫が負担していた

2. 事例の経過

　けいれん発作で急性期病院に入院，複数の抗てんかん薬にて治療．薬剤多数内服．リハビリテーション目的でリハビリテーション病院に転院．高次脳機能障碍があり MMSE13/30．発動性が乏しく，食事摂取量が不安定な状況が継続し，輸液が必要であった．食事を介助しようとすると顔を背け拒否を示す動作がみられた．発語は乏しく，拒食に対する原因は聴き取れなかった．入院20日目頃より噴水用の嘔吐を繰り返すようになったが，腹部・頭部CTでは異常所見は認められなかった．40日目頃より口を結び，顔を背け抗てんかん薬を含む薬剤の拒否がみられるようになった．経鼻経管栄養の検討がなされたが，家族から明確な返答がないままに経過した．悩みつつも代替栄養法の検討を繰り返し行ううちに，75日目に経口栄養剤と麺類，水分を自力摂取できるようになった．また，薬剤は簡易懸濁法で拒否なく内服することができた．

3. 倫理的問題およびジレンマ

　意思確認ができず，**拒食・拒薬がある患者に対し摂食，内服を強いることは患者にとって危害なのか，善行なのか**．

4. 倫理カンファレンスでの検討結果と方針

　本事例は最終的には患者が栄養・内服を摂取可能となった．しかし退院後，看護師のなかで入院中の対応についてジレンマが残り，後日倫理カンファレンスをもった振り返り事例である．

・入院前摂食ができていた患者が，入院後拒食・拒薬が継続した．医学的には必須の薬剤であるが，看護師の行う介助が「強要」のように思え，どのようにケアすればよいのか悩ん

● 4分割表

医学的事項ないし適応	患者の意向
・70歳代女性，てんかん重積・髄膜腫瘍摘出後・高次脳機能障碍，MMSE 13/30，移動能力は手引き歩行，嚥下障碍なし ・薬剤：降圧薬3剤，抗てんかん薬4剤（**重積予防のために必須**），制吐剤2剤内服しているが，**嘔吐を繰り返している**．嘔吐の原因になり得る抗てんかん薬は変更し調整しているが，てんかん重積発作なし ・繰り返す嘔吐の原因は不明だが，制吐剤を中止することで嘔吐は悪化する ・輸液は自己抜去，調子がよいときの経口栄養剤750mL（1,200kcal）と水分1,200mLで**患者にとって必要栄養量，水分を何とか確保**	・入院時は「早く家に帰りたい」という言動が聞かれたが，明確な意向を言語で確認することができない ・**食事を自力摂取できる能力があるが，摂取しようとしない**．介助に対して顔を背ける ・**薬剤は口を結び拒否がある** ・ケアやリハビリテーションに対しての拒否はない ・輸液ルートを頻回に自己抜去する ・嘔気が治まれば，水分は好み，経口栄養剤やお茶を自力摂取することができる
QOLなど	**周囲の状況**
・嘔吐を繰り返している ・拒食・拒薬があるが，特に薬剤は拒否があり内服の介助が必要 ・夫：来院時患者を励まし，拒食に対して食事介助するなど患者を支援してくれるが，来院はほぼ月1回の面談時のみ ・子：患者に対して距離をとり，声をかけることはない	・看護師：**拒食・拒薬があり，拒薬があった場合は2人で内服介助をすることがあることに対してモヤモヤしている** ・輸液ラインの自己抜去を繰り返し，経鼻経管栄養は管理上困難で主治医とともに栄養摂取方法の検討を繰り返している ・訓練は歩行主体で実施できている ・夫・子：介護保険は更新せず期限が切れ，電話連絡には返信がなく，家族の意向の確認が難しい

だ事例である．看護師だけで負の感情を抱え込んでいた．しかし，経過のなかで現状を共有することが必要であったと思われた．

・患者や家族の協力が得られにくいことで陰性感情を抱くのはタブー視されているが，その感情を抑えることでかえってケアに影響が及んでしまう可能性がある．陰性感情を抱いてしまうことは「普通」にあり得ることとして言語化し，共有してどうすればよいかにつなげられるとよいのではないか．

・全般的に患者の否定的な側面（できないこと）の指摘が肯定的な側面（できること）を上回っている．また，患者本人の意思についての理解が進んでいない．もっと寄り添って患者を理解するようにしてもよかったのではないか．

・「拒食の患者に何ができるか」という問いは難しく，問いを「患者の拒食や拒薬の理由として，医学的な理由，患者の意思からどう考えればよいのか」などに変えてみると解決につながることがある．

・この事例では経鼻経管栄養や輸液が患者にとって苦痛となる側面が強いことを主治医と看護師で共有でき，経口摂取の可能性を追求して諦めなかったことが自力摂取につながったと思われる．

まとめ

・ケアで感じる看護師のジレンマを抱え込んでしまうことで負の感情につながる．早期に言語化しチームの支援を受けながらケアを実践する必要性を学んだ．

・可能であれば家族に患者の考え，価値観を確認し，患者のベネフィットにつなげられればよい．

・今後も患者の「できること」に着目し，患者理解につなげることが大切である．

Dr. 藤島の視点

　日常の診療は忙しい．ジレンマを感じつつ流されてしまうことも多い．事後の倫理カンファレンスは，今後の診療につながる．本事例の反省点とよかった点はチームの経験値として役に立つと思われる．

4

医療安全と倫理

1—「医療安全元年」

　日本における「医療安全元年」は，ある「事故」が起こった1999年であるとされる（**表 4-1**）．

表 4-1　患者取り違え事故の概要

> 　1999 年，Ｚ病院において，心臓弁膜症の手術を予定していた70歳代患者Ａと，肺の手術を予定していた80歳代患者Ｂを「取り違え」，それぞれの患者に「必要のない手術」を実施してしまうという「患者取り違え事故」が起こった．
>
> 　事故当日の朝，当初は 2 名の病棟看護師がそれぞれ 1 台ずつストレッチャーに帯同していたが，エレベーターに乗せたところで 1 名のみとなった．引継ぎが行われる手術室交換ホールに到着した際，1 名となった病棟看護師はオペ室の看護師に対し「Ａさんと Ｂ さんです」と患者 2 人の名前を伝えたが，手術室の看護師は，患者Ａに対し間違って「Ｂさん，おはようございます，よく眠れましたか」と声をかけ，患者Ａが「はい」と答えたため，患者Ａ，患者Ｂのどちらとも面識のなかった別のオペ室看護師は，患者Ａを肺疾患の患者Ｂだと思い込んでしまった．肺疾患の患者Ｂの搬入時には声かけによる患者確認は行われなかった．オペ室内では，何度かそれぞれの患者に対して名前を呼びかけながら準備を進めたが，2 人とも間違った名前に反応してしまった．心臓病の患者Ａが搬入されてしまったオペ室では，肺疾患のはずなのに背中にフランドルテープが貼られていることに違和感を覚えながらも剥がし取った．大量出血を予想し，患者Ａに対しては「自己血輸血」を予定していたため，患者Ｂに輸血されてしまったが，ＡとＢの血液型は偶然同じであった．術中，執刀医たちも弁膜症の症状が軽いことが気にはなったが，手術を中止することはなかった．
>
> 　術後，ICU に運ばれた 2 人は偶然隣同士になり，前年まで患者Ａの主治医だった医師が訪室し，患者の顔をみるとＡではないことに気づき，「患者の取り違え」が発覚した．

（横浜市立大学医学部附属病院の医療事故に関する事故対策委員会，1999）

この事故発生を受け，厚生労働省は，医政局総務課に「医療安全推進室」を設置し，医療安全対策検討会議を開き，今後の再発防止策として**表 4-2** の項目を明示した報告書を公表した．

表 4-2　患者取り違え事故の再発防止策 （厚生労働省資料をもとに作成）

① 麻酔開始時，主治医や執刀医による患者最終確認の実施
② 手術スタッフによる術前患者訪問の徹底
③ 患者識別バンドの装着
④ 複数患者をスタッフが単独で同時搬送しない
⑤ 患者本人や家族が氏名を自ら名乗ることによる確認
⑥ 患者の顔写真を貼付したカルテと一緒に搬送
⑦ 事故防止委員会の設置

患者に「必要のない手術」を実施することは，高度な侵襲性を伴う「危害（harm）」を加えるだけになってしまう．この事故では偶然，同じ血液型であったが，アンマッチの輸血は「死に至る」ほどの危険があることはいうまでもない．同じ血液型であっても「他人の血液」を輸血することにはウイルス感染のリスクがつねに伴う．「安全でも安心でもない医療」は「倫理的な医療」とは程遠い．違和感を覚えながらも「スルーしてしまう」という事態は，そこに「気づき」としての「倫理的感性（ethical sensitivity）」が機能しておらず，いわば「倫理的感性の鈍麻」が生じてしまっている（**図 4-1**）．

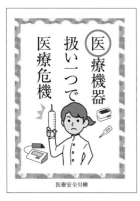

医療安全川柳

図 4-1　倫理的感性の鈍麻が生じていないだろうか？
（宮崎大学医学部附属病院「ポケット版医療安全管理マニュアル」より）

2—繰り返される「安全でも安心でもない医療」

　日本医療機能評価機構が 2015 年 8 月 4 日に公表した「病院機能評価における医療安全に関する基本方針」において，以下のような記載がある．

　医療事故には，間違った医療行為と治療成績低位が含まれる．病院は，<u>安全な医療の提供こそは，「無危害」倫理原則に基づく最重要の事項であること</u>を認識し，治療成績低位を含めて安全を確保できる仕組みを構築し，その仕組みが機能していることを保証するためのガバナンスの強化，倫理の浸透，組織的な職員の教育研修に努める．　　　　　　　　　　　（下線は筆者）

　この文書が，同年 5 月 27 日に開催された厚生労働省「社会保障審議会医療分科会」の場で，群馬大学と東京女子医科大学の「特定機能病院取り消し」が決定したことを受けて公表されたものであることには，注意を要する．両大学においては，未承認もしくは禁忌の医療行為が，患者や家族には十分な説明も同意もなく実践され，結果として患者が死亡するという重大な安全管理義務違反が生じていたことを受けての「取り消し」であった．

　1999 年の「患者取り違え」事故を受けて，日本の医療界は「安全で安心な医療」を実現すべく，さまざまな方策を採ってきたはずであるのに，なぜこうした事故が繰り返されてしまうのだろうか？

　1996 年から開始された日本医療機能評価機構の病院機能評価では，2005 年以前の「Ver.4.0」（日本医療機能評価機構）においては職業倫理についての評価項目しかなかったが，2005 年の「Ver.5.0」（日本医療機能評価機構）においては「職業倫理」に加え，「臨床における倫理に関する方針が明確である」ことを評価する「臨床倫理」の項目が登場した．2012 年「3rdG：Ver.1.0」（日本医療機能評価機構）には，「第 2 領域 良質な医療実践」の中に，「患者・家族の倫理的問題等を把握し，誠実に対応している」という評価項目が明記されるに至り，この項目に関する「解説」では，「ともすると倫理の問題は特殊なケース

と考えがちであるが，医療行為が基本的に侵襲のあるものであることを考えれば，ことごとく倫理的な側面を持っているとも言えるものであり，意識的にその問題を考える組織風土が期待される．…中略… 数多くの患者がいれば，何らかの倫理的課題は存在するはずで，ひとたびその課題に気づいたのであれば，解決に向けた努力が求められる」と記されている．

1999年の「患者取り違え事故」においても，何度も「気づき」があった．「違和感」を覚えていたにもかかわらず，誰も「安全で安心な医療」実践のために，「倫理的な行動」として「声を上げる」ことができなかったといわざるを得ない．しかし，いま現在においても同じようなことが繰り返され続けている原因を究明するに際して，「気づいていながらも行動を起こせなかった個人の問題」であるとして，いわゆる「ヒューマン・エラー」という捉え方だけで本当によいのだろうか？ とかく医療の現場で「倫理」という言葉を使う際にはまだまだ，一人ひとりの「思いやり」や「優しさ」，そして「共感」といった「個人の特性」にのみフォーカスされる傾向がある．そのような「再発防止策」では，いわば個人の「道徳心」のようなものに期待するだけになってしまうリスクすらある（**図4-2**）．

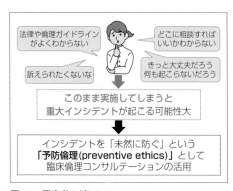

図4-2　医療者のジレンマ

3—「無危害」倫理原則と「医療安全」

　先述した日本医療機能評価機構が2015年8月4日に公表した「病院機能評価における医療安全に関する基本方針」の中に登場していた「無危害（nonmaleficience）倫理原則は，ビーチャム＆チルドレスの生命医学倫理において強調された「4大倫理原則」のひとつである．そればかりか，「ヒポクラテスの誓い」における「**何よりも害を為すな（First, do no harm）**」以来の伝統的な「医の倫理（≒専門職集団としての医師のプロフェッショナリズム）」においても最も重要な倫理原則でもある．繰り返し強調するが，「害を加える」ことになるだけの「安全でも安心でもない医療」は，「非倫理的な医療」なのであって，「安全で安心な医療」を提供することこそが，「倫理的な医療」であるためにも必須である．

　奇しくもわが国において「医療安全元年」となった1999年の翌年に，米国医療の質委員会／医学研究所から『人は誰でも間違える（To Err is Human）－より安全な医療システムを目指して』という著作が出版された．そこには，「ヒポクラテスの"何よりも害を為すな"という言葉は，医療に従事する者すべてにとって身近な言葉である．一般の人の安心と安全を確保することは医療システムにとって最低限の責務である」と記されている（米国医療の質委員会／医学研究所, 2000）．さらにVincentは，著書『患者安全（Patient Safety）』の中で，「医療による害に対する認識とこれを減らそうとする試みは，医療そのものが誕生したころから存在しており，その端緒は"何よりも害を為すな"というヒポクラテスの誓いの一節に認められる」と述べている（Vincent, 2015）．倫理の根幹ともいい得る「ヒポクラテスの誓い」の「害を為すな」という精神は，今日の4大倫理原則における「無危害原則」に継承されており，医療安全を推進するうえでのコアとなることを示している．「害のない」安全で安心な医療こそ，「倫理的な医療」そのものである．

4―「医療安全」とは「病院安全」ではなく「患者安全」である

本来「医療安全」とは，先述したVincentの著書タイトルどおり「患者安全」のはずであった．ところが日本の「医療安全」は，「患者の安全を守る」ためにスタートしたはずが，いつの間にか，何らかのインシデントやアクシデントといった「医療事故」が生じたら，「インシデント・レポート」を提出させ，「事故調査」を行い，原因となったと思われる「個人」を「ヒューマン・エラー」の名のもとに「特定」し，まるでその「個人」を責めるような「可罰型」の「管理」となってはいないだろうか．事故を「未然に防ぐ」目的も，いつしか「病院が訴えられないために」という「病院の安全を守る」こと，すなわち「組織防衛」のために「患者を"管理"する」ことを目指してしまってはいないだろうか．

「臨床倫理の視点を明確に意識した患者安全」を推進することは，医療の質を高めるうえでの本質であり，臨床倫理と医療安全（患者安全）は別ものではなく，一体のものというべき関係にある．しかし，実際に本来の意味における「医療安全（患者安全）」を推進していくには，個人の努力だけでは困難である．医療の質・安全の向上と，信頼される医療の提供・確立のためには，まずもって組織の管理者が，「組織防衛優先」ではない，倫理的視点と**「患者安全」**を重視した**組織風土**づくり，**組織体制**づくりに意識的に取り組むことが重要である（**図4-3，4-4**）．

5―「気づき」をまずは「CUS（カス）」につなげる

厚生労働省医療安全対策検討会「ヒューマンエラー部会」において，2001年「安全な医療を提供するための10の要点」のひとつに「部門の壁を乗り越えて意見を交わせる職場をつくろう」が挙げられている．「安全で安心な医療」のためには，部門・職種の違いや職制上の関係を問わず，相互に意見を交わしあうこと，チーム内ではお互いが指摘し，協力し合える関係にあることが不可欠とされた．これは，いわゆる「ノンテクニカル・スキル」である．「ノンテクニカル・スキル」とは，「状況

<table>
<tr>
<td>

「組織防衛」としての安全「管理」ではなく，**patient safety（患者安全）のためにこそ**「**安全で安心な医療**」を自覚的・意識的に推進する「無危害 nonmaleficience」倫理原則を基盤とした「臨床倫理サポート」体制の構築が求められている.

「患者安全」としての安全管理こそが，「安全・安心な医療」としての**質の高い**「**倫理的な医療**」につながるのだ，という視点

図4-3 「病院安全」のためではなく「患者安全」のために

</td>
<td>

重要な法律や倫理ガイドラインの存在を認識せずに，「患者に善かれ」と思う"善意"からであったにしても，多職種で構成されたチームの介在しない，個人的な「独断・独善」によって，「思いやり」が「思い込み」に変貌したスタンド・プレーがなされるなら，それは**重大インシデント**である.

こうした事態を「未然に防ぐ」という臨床倫理コンサルテーションにおける「**予防倫理（preventive ethics）**」としての機能と，質の高い医療実践を担保する「安全管理（safety management）」としてのリスク・マネジメント業務は，**きわめて相関が深い組織的機能**といえる.

図4-4 「安全管理」と「臨床倫理」

</td>
</tr>
</table>

認識，意思決定，コミュニケーション，チームワーク，リーダーシップ，ストレス管理，疲労への対処」という7つの大きな柱に分類され，Flin によると「仕事を行う際に専門的な知識や技術（テクニカルスキル）を補完し，安全で効率のよいパフォーマンスに導くための，認知スキルや社会スキル，および個人のリソースに関するスキル」と定義される (Flin, 2010).

米国の AHRQ（Agency for Healthcare Research and Quality：医療研究・品質調査機構）は，患者安全を守り，医療の質を向上させるために必要なツールとして「**Team STEPPS**（チーム ステップス）」を開発，提唱した. Team STEPPS とは「Team Strategies and Tool to Enhance Performance and Patient Safety」の頭文字をとったもので，邦訳では「医療の成果と患者の安全を高めるチーム戦略と方法」とされる. そのツールのなかでも重要なものが，コミュニケーション・スキルとしての「**CUS**（カス）」「**SBAR**（エスバー）」，そして「**2 Challenge Rule**（トゥー・チャレンジ・ルール）」である（**表**4-3, 4-4, **図**4-5）.

「2 Challenge Rule」とは，「気づき」を「CUS」につなげて，「気になります！心配です！安全の問題だと思います！」と勇

表 4-3 「CUS」

① I am **C**oncerned	→	「気になります」
② I am **U**ncomfortable	→	「不安です」
③ This is a **S**afety issue	→	「これは安全の問題です」

表 4-4 「SBAR」

Situation → 「状況」
　※いま患者に何が起こっているのか？
Background → 「背景」
　※患者の医学的・社会的・経済的な背景は？
Assessment → 「評価」
　※それに対する自分なりのアセスメントは？
Recommendation & **R**equest
　　　　　→ 「提案」と「依頼」
　※そこからの提案と他のメンバーに何をして欲しいのか？

職種や経験年数を超えて，患者の安全を第一に考え，思ったことは何でも言える，聞ける雰囲気をつくることが，安全性を飛躍的に高めることにつながる.
○情報の共有
○情報は正確に伝達（**SBAR**）
　状況が正確に伝わるように**S：状況**（患者の状態），**B：背景**（臨床経過），
　A：評価（何が問題か），**R：提案と依頼**（どうしたいのかを報告する）
○伝えられた内容は復唱し確認
○**CUS**（カス）の実践
　Concerned！
　　気になります！
　Uncomfortable！
　　不安です！
　Safety issue！
　　安全の問題です！

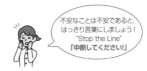

不安なことは不安であると，はっきり言葉にしましょう！
"Stop the Line"
「中断してください！」

図 4-5　医療者間の良好なコミュニケーション

気を出して行動しても，周囲が取り合ってくれなかったとしても，諦めずに少なくとも「もう一度，繰り返して伝える！」ということである．「SBAR」を発揮して，状況や背景を捉え，自分なりに評価して，提案，依頼までしてアピールしたのに，それについて周囲が取り上げてくれなくとも，諦めずに「再度アピールする」ということである．

6—「個人の努力」に矮小化しない臨床倫理の「組織的取り組み」

　「何だかおかしい」という「気づき」を「CUS」「SBAR」につなげていくことは，「倫理的な気づき」そのものであり，「倫理的に考える力」としての「倫理的推論（ethical reasoning）」にステップアップするための礎（いしずえ）となる（図 4-6, 4-7）．そして，間違いなくそれらが「臨床倫理コンサルテーション」につながり，「倫理カンファレンス」の開催へと展開，発展していく．こうした「医療の成果と患者の安全を高めるチーム」による活動が，多職種連携を重視する「臨床倫理」の組織的な取り組みとなる．ともすれば「病院の安全」を守ろうとしてしまう「組織防衛」的な安全「管理」ではなく，「無危害」倫理原則を基盤とした「“患者安全”推進のための“臨床倫理”体制」を構築していくことこそが，病院組織に求められていることなのだと，まずもって管理職がしっかり理解し，個々の職員が声をあげやすい組織風土，組織倫理を大切にすることが必須である．いくら「個人」が声をあげようとしても，「声をあげにくい」「言っても仕方がない」「看護師や OT，PT，ST などのリハビリテーションスタッフから何を言っても取り合ってもらえない」といったような組織風土では，「安全で安心な医療」の提供，「臨床倫理」の実践はきわめて困難となる．つまりは，「個人の特性」や「個人の努力」に矮小化せず，「組織的に」取り組む姿勢なくしては「安全管理（患者安全）」と「倫理」の関係は崩れてしまい，そうした状態は「ヒューマン・エ

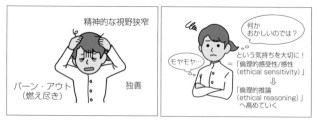

図 4-6　倫理問題を「個人の悩み」
　　　　にしない

図 4-7　「倫理的に考える」ために
　　　　大切なこと

ラー」ではなく，「システム・エラー」が生じているのだということを，深く自覚しておくことが肝要である．

文献

- 横浜市立大学医学部附属病院の医療事故に関する事故対策委員会：横浜市立大学医学部附属病院の医療事故に関する中間とりまとめ. 1999. https://www.yokohama-cu.ac.jp/kaikaku/BK3/bk3.html （2022 年 4 月 20 日閲覧）
- 財団法人日本医療機能評価機構：書面審査　自己評価調査票（一般病院・病床複合版 V.4.0 ／療養病院版　V.4.0）https://www.jq-hyouka.jcqhc.or.jp/wp-content/uploads/2016/09/jikohyouka4.pdf （2022 年 4 月 20 日閲覧）
- 財団法人日本医療機能評価機構：書面審査　自己評価調査票（一般病院版　V.5.0）https://www.jq-hyouka.jcqhc.or.jp/wpcontent/uploads/2016/09/V5DATA_G.pdf（2022 年 4 月 20 日閲覧）
- 公益財団法人日本医療機能評価機構：病院機能評価　機能種別版評価項目　解説集　一般病院 2〈3rdG：Ver. 1.0〉編集：平成 24 年 9 月 30 日発行
- L. コーン／J. コリガン／M. ドナルドソン（編），米国医療の質委員会／医学研究所（著）：人は誰でも間違える－より安全な医療システムを目指して. p4，日本評論社，2000.
- Charles Vincent：Patient Safety　患者安全　第 2 版. p3，篠原出版社，2015.
- 厚生労働省医療安全対策：安全な医療を提供するための 10 の要点. https://www.mhlw.go.jp/topics/2001/0110/tp1030-1f.html （2022 年 4 月 20 日閲覧）
- Flin, R（著），中島和江，児玉安司（監訳）：医療安全ことはじめ. p44，医学書院，2010.

（板井孝壱郎）

●臨床倫理研修会に参加して〔理学療法士（PT）：内山郁代〕

　私が臨床倫理に興味をもったのは、浜松市リハビリテーション病院に勤務し研修会の案内をみたことがきっかけでした．それまでは、臨床倫理といっと医療事故や研究に関することで敷居の高いものだと思っていましたが、臨床のなかでの解決が少しでもできればと思い、参加しました．

　普段の臨床のなかでは、リハビリテーション職ということもあり、患者と接する時間が多く、患者からの訴えを傾聴し、時には非難を浴びることもあります．それを他職種にどう伝え解決していったらよいのか、よくモヤモヤした気持ちになっていました．当院の研修会に参加してみると、いろいろな職種の方が参加し、一つひとつの事例に対して考えられることについて、活発に意見を出し合っていました．患者家族、医療サイドなど、立場が変われればいろいろな見方があり、悩んでいるのは自分だけじゃなかったんだと少し安心しました．日頃から患者の言葉や態度から掘り下げて考えることの重要さをあらためて感じました．

　アドバイザー研修に参加してみると、いろいろな医療場面で困難な事例がこんなにあるのだと驚きました．日々の臨床で悩まれている方がいらっしゃり、病院ごとに取り組みがなされています．多職種で協議し解決していく．医療はその積み重ねだと思いました．よりよい医療を行う一員となっていきたいと思いました．研修での事例のなかだけでも、いろいろな考え方、人生観にふれ、自分にとっても刺激になりました．病院全体で、医療の知識とともに個別性を尊重した関わりができるよう、引き続き臨床倫理の勉強も続けていきたいと思います．

臨床倫理キーワード

事前指示と遺言

事前指示：終末期医療やケアなどに関して、意思決定能力のあるうちに前もって行う指示

遺言：死後に効力を発揮する、民法で定められた自筆証書

　事前指示とは、患者が意思決定能力のあるうちに、自分自身で、将来の終末期医療やケアなどに関して前もって指示しておくことである．ACPとも深く関連する．本書の第3章（箕岡真子先生）を熟読いただきたい．事前指示と聞いて、筆者はわが国で古くから行われている遺言のことを連想した．しかし、遺言は死後効力を発揮するものであるから、生きている間の医療とは無関係である．遺言は遺言書として厳格に様式が決められ、民法（明治29年法律第89号）第968条の自筆証書によってした遺言に係る遺言書でなければ効力は発揮しない．

文献

・箕岡真子：臨床倫理学入門．p67，へるす出版．2017．

Case 11　誤嚥性肺炎を繰り返す偽性球麻痺患者

1. 患者プロフィール

症例 60歳代男性

診断名 誤嚥性肺炎，慢性心不全，脳出血後遺症

障害名 左片麻痺，嚥下障害

現病歴 左片麻痺があったが自宅で妻と2人暮らしをしていた．X年頃から食事時間の延長があり，頻回に熱発を繰り返すようになった．X＋4か月には，座位で2時間かけて何とかプリン1個を摂取できる状態．誤嚥性肺炎，慢性心不全により急性期病院へ入院し，経鼻胃栄養チューブ（以下，NGチューブ）留置となった．入院後の水飲みテストでむせはなかったが，直後に熱発あり，絶食，CV管理，NGチューブは薬のために併用となった．X年＋7か月でリハビリテーション病院へ嚥下リハビリテーション目的で入院となった．

2. 事例の経過

　入院時の嚥下内視鏡検査（VE）および嚥下造影検査（VF）では偽性球麻痺タイプで，嚥下反射遅延はあるものの咽頭収縮力はおおむね保たれていた．体幹角度30°，45°で薄いとろみで軽度の喉頭侵入を認めたが比較的早期に3食経口摂取可能になると思われた．

　昼のみ，「45°リクライニング位，嚥下調整食2-1（ミキサー食），ST介助摂取」の条件で開始．しかし，直接訓練開始3日後に誤嚥性肺炎を発症し絶食．4日後に摂食訓練を再開したが，次の日の朝にCVカテーテル感染による発熱でカテーテル抜去．解熱後に「30°リクライニング位，嚥下調整食（日本摂食嚥下リハビリテーション学会, 2021）1j（ゼリー食）」と条件を下方修正して摂食訓練を再開するも2回目の誤嚥性肺炎を発症した．VEによる評価で「30°リクライニング位，嚥下調整食2-1（ミキサー食）」に変更し再開したが，3日後に3回目の誤嚥性肺炎を発症し絶食となった．

● 4分割表

医学的事項および適応	患者の意向
・60歳代男性，誤嚥性肺炎，慢性心不全，脳出血後遺症 ・障害名：左片麻痺，嚥下障碍（偽性球麻痺） ・栄養摂取手段：経鼻経管栄養，CV併用 ・入院前から摂取量は減少傾向であった　体重37.3kg，BMI14.2 ・認知および知的機能は保たれている ・ADLは全介助 ・リハビリテーション病院入院後にSTによる慎重な直接訓練を行っているにもかかわらず，**3回の誤嚥性肺炎を発症**．肺炎発症前の摂食条件は「30°リクライニング位，嚥下調整食2-1（ミキサー食），ST介助」	・口から食べられるのであれば，**少しでもいいから食べたい** ・肺炎時のことは覚えていない．今は苦しくはない（痰絡みあり） ・胃瘻も含めた経管栄養に関して本人の意向は不明
QOLなど	周囲の状況
・経口摂取を継続する？　断念する？ ・断念する場合には，長期的な栄養摂取確保のために**胃瘻造設**が必要？	・協力者：妻 ・食べられるのであれば3食経口摂取してほしいが，無理ならしょうがない ・これまで自宅で介助してきたが非常に大変であったため，できれば療養型病院への転院を希望 ・ST：経口摂取の可能性があり，**推進したいが，また誤嚥性肺炎を繰り返してしまわないか心配** ・Ns：経口摂取は難しいのではないか

3. 倫理的問題およびジレンマ

・スタッフ間や個人内においても，食べること（摂食訓練を行い，嚥下機能を向上させる）と食べないこと（食べなければ現時点で誤嚥性肺炎のリスクは軽減）のどちらがよいのかが判断できずにジレンマとなっている．
・本人は口から食べられることを望んでいるが，経口摂取を継続すると誤嚥性肺炎を再度発症してしまう可能性がある．
・本当に経口摂取は危険なのか？

4. 倫理カンファレンスでの検討結果と方針

・入院中，適宜摂食条件変更を行っているにもかかわらず3回の誤嚥性肺炎を発症しており，重度嚥下障碍患者であること

が共有された.

・現状,NG チューブを留置しているがミトン装着はしておらず,違和感が強いとの発言はない.経口摂取のみで必要栄養量の確保が難しい場合には胃瘻造設について本人の意思を確認することとした.

・体重減少による全身性サルコペニアが疑われるため,栄養改善を図っていくこととした.

・誤嚥の原因探索のために再度 VE/VF 検査を実施して,食べられる条件(Best Swallow)を見つけられるとよい.

5. 本事例の経過と帰結

VE/VF を再度実施.Best Swallow では誤嚥がなかったが,NG チューブが交叉し食道入口部の正中位置に挿入されており,NG チューブが嚥下を阻害している可能性があった.これまでは NG チューブ留置のままの摂食であったが,抜去し,間欠的口腔胃管栄養法(IOG 法)に変更,かつ誤嚥対策として頻回の咳による喀出を実施することとした.

随意的な咳と IOG 併用で慎重に直接訓練を再開したところ肺炎の再発なく,栄養改善もみられた.初期評価から 4 か月半で体重 45.7kg(BMI18.3)となった.IOG も不要となり,3 食ミキサー食,自力で経口摂取可能となり療養型病院へ転院となった.

まとめ

「正確な事実認識」がなければ「倫理的価値判断」はできない.本事例は訓練法が正しくなかったことが誤嚥性肺炎の原因であった.正しい評価と治療が十分でない状態で倫理的な視点のみで治療方針を検討することは大変危険である.方針決定のためには,適正な評価・診断・治療を追求(もっとできることはないか模索する)することがまず重要であることを思い知った事例であった.

Dr. 藤島の視点

　嚥下障碍のみならず，困難な疾患においては予後予測が難しい．この事例では「経口摂取をすると肺炎になる」ことは正しくなかった．しかし，仮にこれが事実であれば，別の対応が必要となる．現実に「死んでもいいから口から食べたい」という意思に従って，肺炎で命を落とす事例（*藤島, 2016*）もある．

文献

・日本摂食嚥下リハビリテーション学会嚥下調整食委員会：日本摂食嚥下リハビリテーション学会嚥下調整食分類 2021．日摂食嚥下リハ会誌，25：135-149，2021．
・藤島一郎：摂食嚥下障害における倫理の問題．リハ医学，53：785-793，2016．

●回復期作業療法士の視点から考える臨床倫理〔作業療法士（OT）：榊原智佳子〕

　私が初めて臨床倫理にふれたのは，3 年目の頃でした．それまで，方針の最終決定は"医療者が思う最善"にあると思っていました．私たち OT は，学生の頃から患者や家族のニーズを聞くことを大前提とするよう教えられてリハビリテーションを始めました．にもかかわらず，時には患者や家族の思いを知るも，心の中で「ごめんなさい」と思いながら，その意に反して決まった"医療者が思う最善"の方針に準じて関わっていたこともありました．あるとき，「臨床倫理カンファレンスやってみない？」というある先生の声かけで，初めて臨床倫理カンファレンスに臨みました．「臨床倫理」という難しそうな言葉に不安な気持ちを抱えていましたが，そんな懸念とは裏腹に，患者の思いやニーズと医療者の最善の間を揺れ動く私自身の気持ちを素直に話せる場所がそこにありました．若手ながらも患者の手助けができ，大きな自信に変わった感覚は，今でも忘れません．

　臨床倫理アドバイザー講習会では，生死に関わる事例が多く取り上げられています．回復期の OT は，生死に直接関わることは少ないですが，復職や家庭内復帰など患者の役割や生き方そのものに関わることが多いです．医療者としては患者の安全・安心が第一だと考えますが，"医療者が思う最善"と患者のニーズの間で悩むことが多くあります．そのようなとき，「臨床倫理 4 原則」や「4 分割表」を用いて整理してみると，足りなかった情報や他職種・他者からの視点がみえてくることで，妥協線や選択肢に気づくこともあります．そして何よりも，結果を求めるのではなく，さまざまな視点から考えて話し合いを行いながら，"患者にとっての最善"を考えていくプロセスが重要なのだと思います．

　これからも"医療者が思う最善"に偏っていないかと立ち止まる姿勢を忘れずに，OT として患者の人生に関わっていけたらと思います．

誤嚥防止手術を施行するにあたり言語聴覚士が感じた倫理的ジレンマ

1. 患者プロフィール

症 例 70歳代前半男性

診断名 小脳出血，反復性誤嚥性肺炎

障碍名 失調，重度嚥下障碍

既往歴 脳梗塞3回

・ADL全介助，寝たきり，胃瘻栄養
・経過中は繰り返し誤嚥性肺炎を発症している
・吸引回数は1日に4〜5回
・妻と2人暮らし，娘は県内に在住
・発症前まではADLが自立しており，脳梗塞の既往はあるものの後遺症はなく自宅退院していた

2. 事例の経過

　X年Y月，小脳出血を発症しA病院へ入院．失調・嚥下障碍があり食事はミキサー食を摂取していた．30病日，リハビリテーション目的にてB病院へ転院したのち，誤嚥性肺炎を繰り返し経口摂取困難となり胃瘻を造設した．153病日，家族からの強い希望があり声門閉鎖術（誤嚥防止手術）目的でリハビリテーション病院へ入院となった．

　入院時より誤嚥性肺炎を認め，ADLは全介助で寝たきりであった．覚醒状態にもむらがあり，発話量はごくわずかで反応は乏しかった．嚥下機能評価（嚥下内視鏡・嚥下造影検査）では偽性球麻痺および低栄養により重度嚥下障碍を認め，誤嚥があり直接訓練の開始は困難であった．栄養改善と全身および間接嚥下訓練を行い，必要であれば手術を検討する方針となった．家族は「肺炎で死んでしまう，早く手術をして食べられるようにしてほしい」と積極的に手術を希望したが，本人は「食べたい，でも声を失いたくない」と訴え，手術に対して悩んでいた．医師・STは，手術を何とか回避するために，間接訓練を行いながら繰り返し嚥下機能評価を実施した．栄養管理と訓練により体調がよいときには，発話でのやりとりができるようになった．嚥下機能評価でも代償法を用いることでごく少量のとろみ水が誤嚥なく摂取できる程度まで改善がみられた．しかし，評

価後にも唾液誤嚥はあり，肺炎を繰り返し経口摂取は困難であった．リハビリテーション病院入院後に3回の誤嚥性肺炎を発症し，経口摂取をしなくても唾液誤嚥による誤嚥性肺炎を認めるようになり，肺炎のたびに全身状態の悪化があった．

医師より，咽頭感覚低下を伴う気道防御機構の破綻を認め，このままでは誤嚥性肺炎を反復し死亡リスクが高くなる可能性があること，もし声門閉鎖術を行えば誤嚥の心配なく経口摂取ができることから，手術は適切な選択肢として本人および家族へ提案された．家族は手術を積極的に希望し，本人も悩みなが

● 4分割表

医学的事項および適応	患者の意向
・70歳代男性，脳梗塞歴3回あり ・小脳出血，失調，重度嚥下障碍，胃瘻 　唾液誤嚥あり**経口摂取しなくても肺** 　**炎を繰り返す** ・体力低下著明，寝たきり，ADL全介助 ・コミュニケーション：失調性構音障碍 　と小声だが，**発話での意思伝達は可能** ・手術をした場合の予後：唾液誤嚥による肺炎は予防できる．固形物やとろみなし水分の摂取も可能 ・手術をしない場合の予後：経口摂取しなくても唾液誤嚥による誤嚥性肺炎を反復し死亡リスクがある	・入院当初：「声は失いたくない．でも，口から食べたい」 ・現在：「**口から好きな物が食べたい**」 　食べたい物：普通食（パン），ジュース 　**音声喪失については致し方ない**
QOLなど	周囲の状況
・**手術により経口摂取可能となれば音** 　**声を消失．手術しなければ音声は保** 　**たれるが，肺炎で苦しみを伴い死の** 　**リスクも高い．本人にとってはどち** 　**らのQOLが高いか**	・家族：妻（妻と2人暮らし），娘は県内在住 ・妻：唾液誤嚥が続いており苦しそうな状況を回避させてあげたい，手術を本人に勧めたい ・長女：手術希望だが，本人の意思を尊重したい ・Ns，PT，OT：本人の全身状態をみても手術をしたほうがよいのでは？ ・ST：誤嚥性肺炎を回避させるためには**手術が必要であると理解**しているが，本人が「声を失いたくない」と訴えていたこともあり**手術に対して全面的に賛成できない**

らも「口から食べたい」と手術を承諾した.

3. 倫理的問題およびジレンマ

・肺炎が落ち着き小康状態の際には活気があり,発話量が増えていた.入院当初は「声を失いたくない」と訴えがあり,実用的な音声機能があるにもかかわらず声門閉鎖手術を行うことがよいことか?

・経過のなかでは,代償法を用いることで誤嚥なくとろみ水が摂取できる程度まで改善がみられていた.ST として経口摂取実現に向けて,もっと訓練でできることはないのか?

4. 倫理カンファレンスでの検討結果と方針

・代償法を用いることでごく少量であれば経口摂取が行える可能性はあったが,経口摂取をしなくとも唾液誤嚥による誤嚥性肺炎を反復していた.本人の「(好きな物を)食べたい」という最大の希望に応えるためには,手術が適応であることを共有した.

・ST として手術が適応であると感じていながらも,発話でのやりとりができていたこともあり,声門閉鎖術を行うことが最善なのかというジレンマは残った.

5. 本事例の経過と帰結

187 病日に声門閉鎖術を施行した.術後は軟菜食相当,とろみなし水分が誤嚥なく経口摂取可能となり,姿勢の調整や自力摂取の練習を行った.また音声喪失に対する心理的サポートをしながら,代償的コミュニケーション手段として書字・電気式人工喉頭・ジェスチャーを導入した.術後は経過とともに呼吸状態および全身状態は改善し,本人の好きな物が食べられるようになり食事中に笑顔がみられた.232 病日,療養型病院へ転院となった.

まとめ

ST の職業倫理(価値観)として「しゃべる」ことは重要であり,コミュニケーションを扱う職種としては音声機能をよくしたいと思いながら日々訓練をしている.そんななか,手術による音声機能喪失は納得できなかった.また訓練でもっと改善させることはできないのか,ST としての力不足のために手術

せざるを得なくなり，声を失わせてしまうのではないかという後悔があった．声門閉鎖術は必要であると理解はしていながらも，方針決定に納得できなかった．しかし術後に本人が笑顔で好きな物を食べる様子をみて，STの価値と患者にとって何が最優先されるのかが異なっていることに気がついた．この患者にとっての「食べる」＝「好きな物を何でも食べる」ということはきわめて重要であり，代償手段を用いながらごく少量のとろみ水を摂取することではなく，座ってパンを食べたりジュースを飲んだりすることが「しゃべる」ことよりも大切であった．

　誤嚥防止手術は重度嚥下障碍の最終手段のひとつだが，手術の成功が患者の人生のゴールではない．STに求められることは，患者の人生の再出発に向けて，楽しみながら口から食べることとともに，心理的サポートやコミュニケーション手段の確立に向けた効果的なリハビリテーションを行うことと考える．

Dr. 藤島の視点

　音声を失い経口摂取を選んだ事例であるが，心の底では音声も経口摂取も両方保たれているのが一番よいと患者は思っているだろう．手術を受けず経口摂取を諦めた例もある．どちらかを選ばなければならない重大な選択ではつねにつきまとう問題であり，患者も医療者もつねに悩み続けるが，倫理的な思考過程とプロセスを経ることで，よりよく悩み，選択で後悔することは減るであろう．

●事務局を担当して（経営事務課：中道遥花）

　「医療職種ではないから関係ない」は大間違い. その症例が自分の大切な人だったら…？

　「臨床倫理」という言葉を初めて耳にしたとき, 事務職である私には無縁の話だと思いました. 浜松市リハビリテーション病院で「臨床倫理セミナー」が開かれていることとはつゆ知らず, ある日突然上司から「臨床倫理セミナーの事務局をよろしく！」と言われ, なんとなく臨床倫理の世界に足を踏み入れました. そのときはただセミナーの準備, 運営を努めることしか考えていませんでした.

　臨床倫理セミナーでは稲葉一人先生の講義後に多職種でグループになり, 実際に起きた事例からグループディスカッションを行います. 私も最初は頭数合わせで渋々グループに入りましたが, 話し合いが進むにつれ, のめり込んでしまいました. 人ごとではないな！と….

　患者を支える家族や周囲の方, 医療スタッフとの想いの違いでそれぞれがジレンマを抱えていることに気づかされました. もし, この事例が自分の家族や大切な人だったら, その人のことを理解しているつもりで, 私の想いだけで治療を押しつけてしまうかもしれないと感じました. それが本当にその人が望んでいることなのか, 一度立ち止まって考え, 元気だった頃のその人を思い出し, 一人で悩みを抱えず周りの人に相談し, 悔いのない選択をしていきたいと思います. そして, 解決のヒントは日頃の何気ない会話や行動にその人の求めるものがあるのだと感じました.

　臨床倫理セミナーは, コロナ禍により会場開催が困難となりましたが, オンラインで開催しています. グループディスカッションもオンラインで行っています. 工夫をこらした運営で多くの方に参加いただけるよう今後も努めてまいります.

5

リハビリテーションにおける臨床倫理

1—リハビリテーションと障碍

　リハビリテーションはしばしば訓練のことであると誤解されている．しかし，これは大きな誤りである．訓練はその一部の重要な構成要素であるが，すべてではない．なお「訓練」は近年「練習」とよばれることも多くなった．

　さて，**リハビリテーション医療**は生活を支える医療である．急性期で生命を救われた多くの患者が，麻痺や体力低下，コミュニケーション障碍，嚥下障碍，高次脳機能障碍などのために日常生活や社会生活が送れなくなる．ここで生活に復帰するために登場するのがリハビリテーションである．リハビリテーションは「**障碍**」を扱う医療であり，「障碍をどのように捉え，評価し，対処するか」が非常に大切である．倫理を語る際にも，まず障碍の捉え方を理解し，リハビリテーションとは何かを知っておく必要がある．ここではまず障碍とは何かを解説する．

1. 障碍の考え方と ICF について

　従来は 1980 年の WHO 国際障害分類（International Classification of Impairments, Disabilities and Handicaps：ICIDH）に採用された機能形態障碍，能力障碍，社会的不利という障碍を三層の階層構造として捉え，わが国のリハビリテーションの世界で定着していた（*上田，1983*）．しかし，その後 2001 年 5 月に WHO では国際障害分類の改訂版である「**国際生活機能分類**」（International Classification of Functioning, Disability and Health：**ICF**）が採用され，新しい概念が登場した（*上田，2005*）．ICIDH との決定的な違いは従来の否定的な障碍の捉え方を肯定的，中立的にしている点と環境因子や個人因子を重要視して，人間を生きている存在として包括的に捉えられるような工夫がなされている点である（**表 5-1**，*藤島ら，2017*）．

表5-1 ICIDH と ICF

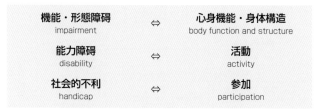

機能・形態障碍 impairment	⇔	心身機能・身体構造 body function and structure
能力障碍 disability	⇔	活動 activity
社会的不利 handicap	⇔	参加 participation

　医療は基本的に悪いところを発見して（検査，診断），治療して治す（内科治療，外科治療）という視点で行われる．しかし，リハビリテーションでは障碍（麻痺など）は治らないで後遺症として残ってしまうことも多い．その場合に治らないから諦めるのではなく，健常部分にも光を当てて，人としての身体全体をみて，どのようにしたら生活ができるようになるかということを大きな目標とする．その意味では**ポジティブな側面**を忘れないようにする ICF の考え方は大切である．

　ICF は障碍を，医療の世界から介護も含めた広く世間一般に解き放ち，共通言語・概念で障碍をもった人々と接していこうという意味合いがあり，わが国でいま推進されている地域包括ケアシステムにおいてもこの考えが根底に流れている．以下，ICF について解説する．**図5-1，5-2** をみながら理解いただきたい．

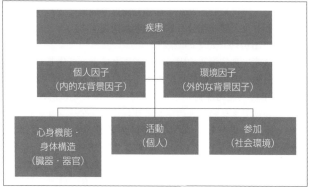

図 5-1　**国際生活機能分類（ICF）**

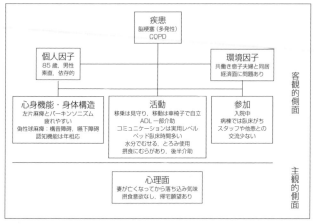

図 5-2　ICF による障碍理解の具体例

心身機能・身体構造（body function）とその障碍

　疾患により心身の機能と構造に起こる変化とそのことによる影響を捉える視点である．いわゆる症状（症候）と重なり合う部分も多い．悪い側面（障碍，ICIDH の impaeirment：機能形態障碍）だけでなく肯定的な側面も捉えるように考えられている．次に述べる活動（activity）の制限や参加（participation）制約のおもな原因となる障碍（症状）のことである．残された機能・構造，たとえば「音声 / 言語 / 認知機能はほぼ元と同じで，障碍なし」とか「健側機能は発症前と変わりがなく，障碍なし」など健常部分も併せて考え把握する．

活動（activity）とその制限

　心身機能・身体構造の障碍があることによって生じる日常生活上の活動への影響のことである．活動に制約があれば，従来の disability（能力障碍）と同じである．たとえば麻痺があり，自分で移動できない，失語症がありコミュニケーションがとれない，嚥下障碍があるために実際に食物が「食べられない」，「誤嚥してしまう」などのことである．生物的なレベル（個人活動レベル）で捉えた問題といえる．残された活動，たとえば「コミュニケーションに問題なし」とか「更衣，排泄，食器の取り扱いに問題なし」など健常部分，残存能力も併せて考え，

把握する.

参加（participation）とその制約

　心身機能・身体構造や活動に基づき実際の社会生活のことを考える．心身機能・構造に障碍があり，能力障碍が生じて社会生活に制約が出ることがある．これは ICIDH では社会的不利（handicap）といわれた部分であり，ここへのアプローチこそリハビリテーション本来の目的とされる．ポジティブな面として残された参加，たとえば家族の協力があり「自宅での生活ができる」「旅行ができる」，環境を整えて「復学・復職ができる」などにも光を当てて考える．周囲の物理的，人的環境を整備し，理解を得て協力体制を構築できるかどうかを検討して実際の社会生活を考えることになる．

個人因子（personal factors）

　現代医療は標準化を目指して，可能な限り個人の要因を排除するように発展してきた．リハビリテーション医療においても機能訓練などの面では同様である．しかし，もともと生活を支援する医療であるリハビリテーションにおいては個人の要因（個別性重視）はきわめて重要である．ICF ではこの個人因子を重視することが規定され，年齢，性別，性格，生活歴，価値観など個人を理解し，リハビリテーションとして生活を支援するうえで欠かせない要素が取り入れられている．

環境因子（environmental factors）

　環境因子には家や道路，自然などの「物的環境」のみならず，家族，友人，ケアマネジャーなどの「人的環境」，そして福祉サービスや医療，交通機関などの「社会的環境」が含まれる．前述した「参加」と密接に関連する．これらは患者にとってプラスに働くことばかりでなくマイナスに働くこともある．つまり同じ障碍レベルの人であっても環境因子次第で生活が成り立ったり，成り立たなくなったりすることがある．

ICF および心理的な問題を考慮した患者理解

　図 5-3 に筆者らが患者を把握するために用いる図を示した．図示することで問題点の把握が容易となる．

2. リハビリテーションとは何か

　ICF の考え方をよく理解すればリハビリテーションが単に訓

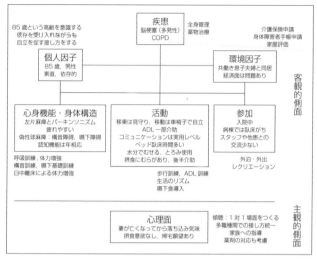

図 5-3　ICF による障碍理解の具体例

練ではないことが十分に理解できると思う．繰り返しになるが，リハビリテーション医療は生活を支える医療である．

　自立できるところは自立，できないところは人的，物的支援により共生する．身体的な面のみならず心理的・精神的な面も含めて，全人間的に社会復帰を支援することがリハビリテーションである．

2―リハビリテーションとゴール，QOL

　リハビリテーションはチーム医療であり，ゴール（目標）指向の医療である（*藤島, 2017*）．ゴールの設定と共有がきわめて大切である．急性期から回復期には患者の訓練プログラムを立てていくうえで，短期的には何を目指し，長期的，最終的には何を目指すか，はっきりとしたゴールを考えてアプローチする．①「何が問題で」あるかを評価して，②「何を目指して」（＝ゴール），③「何をする」（＝どういう訓練を含めたリハビリテーションプログラムを立てて，実行する）をチームで共有する．これはスタッフのみならず患者，家族もしっかり理解している必要がある．多くのトラブルや倫理的ジレンマはゴールがあいまいであった

り，不一致で共有されていなかったりすることに起因している．

1. 短期ゴールと長期ゴール

　ゴールには短期ゴールと長期ゴールがある．病院で行われる
リハビリテーションは期間を区切った対応となるので，退院時に
おけるゴール（**短期ゴール**, short term goal）を想定すること
になる．しかし患者は障碍をもってその後も生活するので，機能
は退院後も変化する．そこで半年後，1年後，さらには生涯にわ
たってのゴールもある．退院後の生活期においてはこの**長期ゴ
ール**（long term goal）の考え方が大切となる．さらに疾患が進
行したり，人生の最終段階（終末期）において機能が衰えてい
ったりする場合などのゴールをどうするかも問題となる．重要な
ことは，広い視野に立って患者のゴールを短期と長期の複眼的
に据えることである．

2. メインゴール（大ゴール）とサブゴール（小ゴール）

　メインゴール（大ゴール）と**サブゴール**（小ゴール）という
考え方も大切である．
　たとえば，脳卒中患者（右片麻痺，失語症）が「自宅生活に
戻る」という短期ゴールを考えてみる．これはメインゴールで
あって，そのためにPTは「杖と補装具を使用した歩行自立」
という（サブ）ゴールを立てることになる（歩けない患者であ
れば「車椅子での移動」というサブゴールもあるだろう）．OT
は「日常生活動作の自立」とともにそのために必要な家屋整備
のために「トイレや段差部分に手すりをつけるなど家屋改修」
をサブゴールに挙げる．STは「家族とのコミュニケーション
手段確立」をサブゴールとする．医師と看護師は血圧や食事，
薬の内服などを本人家族に指導して，「在宅でも安全に体調維
持ができること」をサブゴールに挙げる．メディカルソーシャ
ルワーカー（MSW）は介護保険や身体障害者手帳の取得と「在
宅サービスの利用」について検討してケアマネジャー（CM）を
決め，退院に向けた準備が整うことがサブゴールになる．
　これらのゴールは自宅生活というメインゴールに向けてのサ
ブゴールであり，各職種ごとに個別のゴールを例として挙げた
が，チームで誰が何を行い，何を目指しているか，リーダー（多

くは医師）を中心としたチームで共有し，お互い補い合ってリ
ハビリテーションは進行する．評価は ICF に従って心身機能・
身体構造，活動，社会参加，心理的な問題のそれぞれについて
行い，サブゴールもそれぞれについて設定されるべきものである．

3. ゴールと倫理問題

　しばしばある例を挙げて考えてみる．環境が整い，人的・物
的サポートが得られれば家で生活ができるという患者がいたと
しよう．しかし，それらが整備できるか否かでメインゴールを
変更する必要が生じてくる．障碍をもった患者は，自分一人で
は生活ができない．軽介助で日常生活が自立し，医療者側は自
宅生活可能と判断し，本人は家に帰りたくても，家族が介護で
きないとか，余裕がない，家族がいないなどで自宅退院ができ
ない場合がある．また，介助があれば経口摂取が可能であるが，
介助者が確保できないために経管栄養になるという場合もある．
　リハビリテーションにおける**倫理的ジレンマ**は，医学的に環
境が整えば実現可能なゴールに対して，本人・家族と介護者の
支援，同意が得られない場合，ゴールの不一致の際にしばしば
発生する．

4. QOL について

　リハビリテーションも含めて医療の目的は，個人の **QOL** を
改善することにある．この QOL という概念は① "Life" という
言葉の多義性，②質的評価をするものであり，③主観的要素と
客観的要素を含むという意味で，その使用にあたっては，十分
な倫理的熟慮が必要である（箕岡，2010）．特に，患者が評価す
る自身の QOL・自身が望む QOL といった主観的側面と，医
療者や他者が評価したり望ましいと考える患者の QOL の客観
的側面の違いについて敏感になる必要がある．リハビリテーシ
ョンの現場でつねに問題となるゴールの不一致はまさにこのこ
とに起因していると思われる．患者・家族は障碍を受け入れら
れず，完全にもとの状態に戻るという希望を捨てきれない．一
方，現実的，合理的に判断すること常としている医療者側は
「障碍とともに生きる」レベルでのゴールを設定する．患者・
家族が障碍を受容できるか否か（いわゆる障碍の受容）がジレ

ンマにつながる．また，障碍をもった人を家族や周囲が受け入れる「社会受容」(*南雲, 2002*) も QOL に大きく関連する．障碍をもった人が自立を目指し，周囲の人と助け合いながらともに生きること，「自立と共生」(*大江, 1990*) ＝本人周囲の QOLs がリハビリテーションの目指すところであり，臨床倫理問題の多くもここに起因する．

3—障碍受容と自律尊重原則

急性期から回復期のリハビリテーションの患者の多くは突然の疾患とその症状に戸惑う．上田によれば障碍の受容（克服）は，「ショック期」「否認期」「混乱期」「解決への努力期」を経て「受容期」＝「現在の障碍のある状態，これが自分なのだと認められるようになる」と考えられている (*上田, 1983*)．障碍受容の問題は古くからリハビリテーションでは重要な問題であったし，現在でも患者とともにリハビリテーション治療を進めていくうえできわめて重要である (*岡本, 2020 ; 南雲, 2002*)．

ショック期は，「何が何だかわからない」時期．**否認期**には，「きっと間違いである」と思い込む．**混乱期**では，取引，抑うつ，怒りなどさまざまな反応がみられる．「治るのであればどんなことでもする」と考えたり，何もする気がなくなり生きる希望を失って「死にたい」と思ったりする一方，医療者へ怒り攻撃的になったりすることもある．すべての人が同じ経過をたどることはないが，リハビリテーションを進めるなかで，予後やゴールを説明する際に患者が今どのような心理状態にあるかを考えておく必要がある．比較的深刻にならないで克服する人もいる一方で，いつまでも紆余曲折，行き戻りする人もいる．長い経過のなかで解決への努力がなされ，受容に近づく．そして，ご家族を含めた親しい人にも同じことがいえる．

受容は他者と交流し，障碍を自分の個性の一部として認め，社会のなかで新しい役割や仕事を得て活動するようになることであるが，生涯にわたって心が晴れることはない．

4—リハビリテーション医療の特殊性と臨床倫理

これまでの説明でリハビリテーションは他の医療（救急，検査，外科治療，内科治療，薬物治療など）とはかなり異質であ

ることがご理解いただけると思う．多くの疾患では患者は治療を医療者にゆだねる「耐える人」であればよいが，リハビリテーション訓練においては自ら能動的に参加し，運動や生活のスキルを「学習する人」「参加する人」でなければならない．リハビリテーションは訓練だけではなく，治らない場合の代償的アプローチや，環境調整などあらゆる手段を用いて生活に復帰するための医療である．

　リハビリテーションは医師だけでは絶対できず，**チーム医療**が必須となる．しかしながら日本の法律では医師の指示で療法士が訓練を実施し，訓練内容の細かいところは療法士の裁量にゆだねている．医師と療法士との葛藤（ジレンマ，方針の不一致）は日常レベルで生じている（渡邊，2017）．また，訓練室で「できる」ようになった生活スキルを実生活で「している」レベルにするためには看護スタッフの関与が不可欠である．さらに在宅生活につなげるためには医療相談員や，地域のケアマネジャー，在宅サービスなどとの連携が求められる．どこまでが医療でどこからが福祉や介護の領域となるかも不明瞭である．したがって各職種間のジレンマも起こる．

　臨床倫理では，これらのジレンマを自律尊重原則，善行原則，無危害原則，正義・公正原則の「**4原則**」に沿って考え，問題の解決に近づくように努力することが行われる．わが国では，白浜（2000）がこの原則をJonsenら（1992）の提唱する4分割法を利用して考えることを紹介した．その後，臨床現場で広く利用されるようになっている．リハビリテーション医療においても，瀧本ら（2008）が心臓リハビリテーションを拒否するケースについて報告している．現場では訓練拒否をする場面にもしばしば遭遇する．

　先に述べたように自ら能動的に参加し，運動や生活のスキルを「学習する人」「参加する人」で最も効果を発揮するリハビリテーション医療での訓練拒否（治療拒否）（瀧本，2008；山野，2013）はしばしば大きな問題となる．患者の動機（モチベーション）をいかに引き出すかもリハビリテーション医療の特殊性であり，リハビリテーションスタッフの腕の見せどころでもある．

5―リハビリテーションにおける臨床倫理と リスク

　生活を構成するおもな要素を**表5-2**に示した．これらを訓練するという視点に立つと，どれをとっても倫理的な課題とリスクの問題が生じる．たとえば移動（歩行や移乗など）に障碍がある場合には転倒の**リスク**が伴うが，リハビリテーション訓練以外は一人で移動しないように患者に指示をしても守られない場合は，ベッド柵やコールマット，身体抑制（拘束）などを行うことがある．身体抑制（五十嵐, 2015）は点滴や経管栄養チューブ抜去のリスクがあるときにもしばしば行われるが，本人が同意しない場合はどうすればよいであろうか？　摂食についても胃瘻と肺炎の問題でつねに議論が尽きず（箕岡ら, 2014；藤島, 2016），社会問題にもなっている．排泄動作，入浴動作，更衣動作などについても同様であるが，せん妄や認知症を伴う場合，抵抗して療法士や看護スタッフに危害が加わるリスクも考慮しなければならない．**医療安全**（渡邊, 2013）（患者，医療者双方のリスク管理）と**臨床倫理**（善行原則，無危害原則，自律尊重原則）の間でジレンマがつきまとう．リハビリテーションでは行動コントロールの倫理（日本臨床倫理学会, 2017）が求められている．倫理とリスクに関しては第4章をご覧いただきたい．

表5-2　生活を構成する要素

基本：移動，摂食，更衣，排泄，整容，入浴，コミュニケーション
社会：家庭，学校，仕事，外出，趣味，旅行，自動車運転など

6―診療報酬の壁

　診療報酬との関係も見逃せない．これまで回復期リハビリテーション病棟にはたとえば脳卒中では最大180日というルールがあった．急性期で全身状態が不安定で2か月以降になれば転院できないし，回復が遅れていても180日以上は保険診療が減額となるため現実的に入院訓練は不可能であった．令和2年の診療報酬改定でようやく発症2か月間の期間は削除となった．しかし，もっと長くリハビリテーションをすればよりよい機能

が獲得できることが医学的に明らかで，かつ患者がそれを希望していても診療報酬の壁があり困難である．これは制度に阻まれたジレンマに他ならないし，外来訓練においても維持リハビリテーションは月に13単位（1単位20分）というルールがある．介護保険への移行という流れはできているが，医療保険によるリハビリテーションと介護保険によるリハビリテーションの内容格差は大きく，医療側も患者側もジレンマを感じながら医療保険による外来リハビリテーションを終了とすることも少なくない．終末期リハビリテーション（大田，2015）に至っては，必要とわかっていても倫理的にジレンマを感じながら，実施の多くはボランティア的精神に任されているのが現状であろう．

7―リハビリテーションにおける倫理的気づきと倫理問題

　ここまでリハビリテーションと臨床倫理について筆者の考えを述べてきた．リハビリテーションにおいての臨床倫理は，まず各スタッフが日常診療での倫理的な気づきに関心をもつことから始める必要がある．そして，地域全体のレベルアップのために今後地道に普及啓発活動をしていく必要がある．浜松地区では医師会と連携して講演会，セミナーを行い，普及啓発に努めている（▶第6章）．ここ数年リハビリテーションの領域でも，臨床倫理は，各施設や病院での関心がきわめて高まっている（大島，2016；堀田，2017）．理念や運営方針に臨床倫理を掲げて，勉強会や研修会，カンファレンスなどが行われる現場も多くみられるようになった．しかしながら，リハビリテーション領域において臨床倫理の系統立った研究発表や論文は多くない（大橋，2018）．第6章のアンケートにおける自由記載欄では，多数のスタッフがそれぞれ倫理問題について赤裸々に綴っている．倫理に絶対的な解決はないが，一つひとつ丁寧に解決できるように努力していきたい．

　リハビリテーションにおける臨床倫理はまだ途についたばかりであり，今後の課題である．本書がリハビリテーション関係者における臨床倫理の理解の一助になればと願っている．

文献

・五十嵐一美：リハビリテーション看護における看護倫理　抑制をしない看護は実現できる！「抑制ゼロ」を目指す4つのステップ（第4回）「脱抑制」が成功するかどうかが，管理職次第⁉. リハビリナース，8（4）：387-391, 2015.

・上田　敏：リハビリテーションを考える. 青木書店, 1983.

・上田　敏：ICFの理解と活用. 萌文社, 2005.

・大江健三郎，川島みどり，正村公宏・他：自立と共生を語る―障害者・高齢者と家族・社会. 三輪書店, 1990.

・渡邊淳子，森真喜子，井上洋士：摂食嚥下訓練における言語聴覚士の倫理的ジレンマ. 臨床倫理, 5：53-62, 2017.

・大島真弓：医療における臨床倫理を考える　患者家族の意思決定を支えるもの リハビリテーション医療における患者家族の意思決定を支えるために　希望に基づく支援. 医療, 70（5）：228-223, 2016.

・大田仁史：介護予防と介護期・終末期リハビリテーション. 荘道社, 2015.

・大橋妙子，板井孝壱郎，米澤ゆう子：リハビリテーション領域における臨床倫理に関する意識調査. 人間と医療, 8：14-22, 2018.

・岡本五十雄：脳卒中患者のこころのうち―障害受容とこころの推移. Jpn J Rehabil Med, 57：904-912, 2020.

・梶原敏夫，高橋玖美子：脳卒中患者の障害受容. 総合リハビリテーション, 22：825-831, 1994.

・白浜雅司：臨床倫理の基本. JIM, 10（3）：229-233, 2000.

・瀧本禎之，赤林　朗：リハビリテーションにおける臨床倫理. 総合リハ, 36（6）：561-566, 2008.

・南雲直二：社会受容―障害受容の本質. 荘道社, 2002.

・日本臨床倫理学会（監修），箕岡真子（著）：臨床倫理入門. pp37-47, へるす出版, 2017.

・藤島一郎・谷口　洋：脳卒中の摂食嚥下障害　第3版. pp26-334, 医歯薬出版, 2017.

・藤島一郎：摂食嚥下障害における倫理の問題. リハ医学, 53：785-793, 2016.

・堀田富士子：訪問リハに役立つフィジカルアセスメント　"気づき"と"療法士判断"（第8回）訪問リハにおける倫理的問題　事例から考える（後編）. 地域リハビリテーション, 12（8）：656-659, 2017.

・箕岡真子：障害の受容〔認知症ケアの倫理〕. pp59-70, ワールドプランニング, 2010.

・箕岡真子，藤島一郎，稲葉一人：摂食嚥下障害の倫理. ワールドプランニング, 2014.

・山野克明：作業療法に同意しない対象者へ作業療法を行うことは許されるのか？ 身体障害と老年期障害を専門領域とする作業療法士のアンケート調査から. 作業療法, 32（1）：46-54, 2013.

・渡邊　進：回復期リハビリテーション病棟における医療安全のあり方. MEDICAL REHABILITATION, 162：85-92, 2013.

・Jonsen AR, Sigler M, Winslade：Clinical Ethics；A Practical Approach to Ethical Decisions in Clinical Medcine（3rd ed）. WcGraw-Hill, New York, 1992〔赤林　朗，大井　玄（訳）：臨床倫理学―臨床医学における倫理的決定のための実践的なアプローチ. 新興医学出版, 1997〕.

（藤島一郎）

臨床倫理キーワード

医学的事実（fact）と倫理的価値（value）

医学的事実：医学的な評価・診断から導かれる事実

倫理的価値：患者にとって最善の利益. 個人個人で異なる

　臨床倫理を語るうえで, 医学的事実（fact）はきわめて重要である. 倫理カンファレンスにおいても, 医学的事実があいまいなために判断ができないという場面によく遭遇する.

症例：60歳代男性, 脳卒中で右麻痺, 発語なし. 発症2週でリハビリテーション病院へ転院. ADL全介助で経管経管栄養. 呼吸状態は安定しているが, 1日に4, 5回吸痰が必要. リクライニング車椅子に介助で乗ることはできる. 転院後2週（発症1カ月）で今後の医療・生活をどうするかカンファレンスが開かれた.

　この情報だけでは, この患者の予後をどう判断したらよいか全くわからない. 脳卒中といっても, 脳梗塞なのか, 脳出血なのか, 病巣の大きさや部位（大脳, 小脳, 脳幹部）はどこなのか？基礎疾患はあるのかないのか？脳浮腫が引き, 血腫であれば吸収されれば意識状態や麻痺は変化する. しかし, 腫瘍内出血であれば一時的に改善はしても再び悪化し得る. 右麻痺であるから大脳病変であれば発語がないのは失語症の可能性もあるし, 脳幹部であれば重度の構音障害かもしれない, 構音障害であれば理解力は保たれているはず・・・このように医学的な情報がはっきりしていなければ, 倫理を語ることは不可能に近いと筆者は考えている（**図**）. 医療であるから当然であるが, 医師としての医学的な事実を把握する力は臨床倫理を語るうえで不可欠といえる.

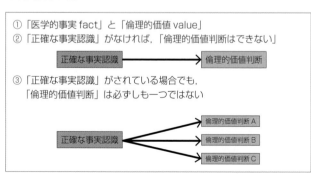

① 「医学的事実 fact」と「倫理的価値 value」
② 「正確な事実認識」がなければ, 「倫理的価値判断はできない」

| 正確な事実認識 | → | 倫理的価値判断 |

③ 「正確な事実認識」がされている場合でも,
　　「倫理的価値判断」は必ずしも一つではない

正確な事実認識 → 倫理的価値判断A
　　　　　　　　　→ 倫理的価値判断B
　　　　　　　　　→ 倫理的価値判断C

図　事例を検討する際には正確な医学的事実を明らかにすることが大切

この患者には左視床出血があり，脳室穿破していることが判明した．血腫が吸収され，今後水頭症が発症しなければ，徐々に意識の回復が期待できる．現時点ではどこまで身体機能，認知機能が改善するかわからないが，2, 3か月リハビリテーションを行い，再評価してから生活の場を検討することが妥当と判断された．

　一方，医学的事実として患者は経口摂取自立，車椅子レベルでの日常生活一部自立，日常会話可能，しかし右上下肢の疼痛（視床痛）があり，愁訴が多かった．今後大きな改善の見込みはなく，生活の場を考える段階に来ていた．本人は「痛みがとれなければ生きていても苦痛ばかりでつらい．家族に迷惑をかけたくない．家に帰ることなど考えられない」と語った．

　この時点で医学的事実はほぼ定まり，正しい事実認識ができたと考えられる．しかし，今後の生活をどのように考えるかという判断はきわめて難しい．生命をとりとめ，日常生活もかなりできるようになったことを素直に嬉しい，よかったと思うか？それとも生きていても意味がないと考えるか？価値判断は分かれる．

　正しい事実認識（医学的事実）は倫理判断の大前提であるが，価値判断は必ずしも一つではない．

文献

・箕岡真子：臨床倫理学入門．pp17-19, へるす出版．2017.

5　リハビリテーションにおける臨床倫理

入院希望で施設より紹介された患者の外来受診調整において悩んだ事例

1. 患者プロフィール

症例 80歳代女性

診断名 誤嚥性肺炎疑い

既往歴 Levy小体型認知症，パーキンソン病，高血圧症

生活 もともと長男と2人暮らしだったが現在は老人福祉施設入所中

2. 事例の経過

　3か月ほど前より食事摂取が困難となり，急な状態変化も起こり得る状態だと医師より家族に説明があった．その後，一時的に食事が摂れるようになり状態が少し改善したが，体動困難となり再び食事摂取量が低下した．嚥下機能も低下し，痰の増加，痰がらみ・むせも起こるようになった．医師より再度家族に終末期であるとの説明があったが，家族の意向で何とかしてあげたいとの思いから嚥下障碍治療で実績のある病院の受診および入院を希望された．病院から施設職員に患者の状態を聴取したところ，全身状態の顕著な悪化が推測された．救命を強く望まれる家族の意向を考慮すると，回復期病院での受診および入院の受け入れが適切かどうか悩む事例であった．

3. 倫理的問題およびジレンマ

・初診で全身状態がわからない患者の受診ないし入院希望を受けてよいのだろうか？

・家族の口から食べることへの期待が，本人の希望と一致するのかどうかについて確認できないため，家族の希望どおりの選択を支援してよいのだろうか．

・医学的管理情報や本人・家族の意思については，受診や入院するにあたり，重要な情報が得られないこともあり，紹介状のみでは判断できない．

4. 倫理カンファレンスでの検討結果と方針

・緊急の倫理コンサルテーション事例である．

・食事が摂れなくなった原因は，紹介状からは読み取れない．数日前より食事・飲水ができていないことを推測すると，全身状態の悪化が予測される．これまでリハビリテーション病

● 4 分割表

医学的事項ないし適応	患者の意向
・80 歳代女性, 誤嚥性肺炎疑い ・既往歴：Levy 小体型認知症, パーキンソン病, 高血圧症 ・食事摂取量低下, 痰の増加, 食事のむせあり ・受診希望時の VS：BP140 台, BT36℃台, SpO$_2$95% ・ADL：認知機能低下（入所時：HDS-R：19 点 /MMSE：17 点）, 身体機能面は全介助 ・予後：嘱託医は**家族面談で終末期と説明**	・受診前の**本人の意向に関しては不明**. 長男も本人から聞いたことはないとのこと
QOL など	周囲の状況
・長男の意向：口から物を食べさせてあげたい. このまま何もしないことは考えられない. リハビリテーション病院に入院させてもらえば食べられるようになるかもしれないという期待がある ・病院：**全身状態の改善が最優先される人をリハビリテーション病院で受けてよいか？**	・これまでのパーキンソン病におけるフォローに関しては, 嘱託医が専門的に内服コントロール可能. しかし, 現在の身体状態では, 施設での積極的治療とケアは困難である

院で受診された経過もない. 病歴は紹介状からの情報のみで最終の採血データ・画像情報もないため, 医学的判断が困難である. 家族が救命を第一として望まれるのであれば, 急性期病院の受診をまず勧めるべきであろう. 身体状況が改善すれば本人・家族の望む治療および検査を検討する段階となることを共有した.

・本人は意思疎通が可能な時期に, どこでどのような療養生活を望んでいたのか, 食べることへの思いやその代替栄養法についても意向を確認する必要がある. また, 家族のみの思いで医療（治療・検査）を進め提供していくことで, 結果が好転するとは限らない. そのプロセスは, 本来本人が強く望んでいたことか, または強く望む結果と推測されることかなど, 家族に説明し, 今後の方向性についても確認が必要であるとの結論に至った.

・リハビリテーション病院では全身管理に限界がある. リハビリテーション病院に受診する前にまずは急性期病院での全身

状態のスクリーニングが必要であることを共有した.

5. 本事例の経過と帰結

・長男に来院してもらい，直接長男の思いを伺ったところ，長男は，救命して口から何とか食べさせてあげたい気持ちが強かった．その時点では食べられるかどうかも不明であった．そのためにはまず，全身状態を改善し，そのうえで必要な治療や検査を選択していくことが必要であり，その医療が提供できるのは急性期病院であること，希望するのであれば，急性期病院を受診する必要があることを説明した．

・その後は，経口摂取の可能性については叶えられなかったときのことも考え，検査や治療をどこまで望むのかを決めていく必要がある．本人が，侵襲のある検査や治療を望まれていなかったのであれば，今後，どのような療養場所で過ごすのかを考える必要があると説明した．

・リハビリテーション病院では全身管理に限界があり，まずは急性期病院での全身状態の改善が優先されることを納得いただき，施設から直接急性期病院を紹介してもらい，入院・加療に至った．

まとめ

　受診希望に対して，書面だけでなく，直接家族に来院していただき，大切な意思決定や本人・家族の思いを確認し，施設と病院の架け橋になることができた事例だった．患者の今後の療養生活がどうあるべきか，家族がどう願うのかを施設にも伝えることができた．

Dr. 藤島の視点

　医療には優先順位がある．病院は急性期病院，回復期病院，慢性期病院と区分され，それぞれ得意分野がある．急性期疾患の全身管理を回復期病院や慢性期病院でどこまで行うべきかの判断は難しい．急性期病院であれば救命できる生命が他の病院や施設では失われる可能性もあるし，急性期病院では生活が成り立たない患者を回復期病院で救うこともできる．患者家族の希望をよく聞き，何が最適な医療かをよく説明して選択していくことが大切である．

Case 14　最重度知的障碍者から学んだスピリチュアリティやレジリエンス

1. 患者プロフィール

症例 50歳代女性

診断名 右大腿骨骨折術後

受傷契機 転倒

既往歴 染色体疾患・てんかん・知的障碍（最重度・有意語なし）

手帳 療育手帳A

経済 障害基礎年金，重度心身障害者医療費助成

2. 事例の経過

　自宅で転倒し総合病院へ救急搬送，右大腿骨骨折と診断され手術を受けた．総合病院から「リハビリテーション適応はあるが，どこのリハビリテーション病院でも対応できるとは限らない，お願いできるところはここしかないのではないか」と紹介され転院となった．総合病院よりずっと母親が付き添いでの入院を希望し，リハビリテーション病院退院まで継続したが，実際患者のみで入院生活を送ることは難しい状況であった．

　入院時カンファレンスでは，短期目標は移乗動作，長期目標は歩行動作獲得とし，8〜12週の入院見込みとなった．退院後の生活目標は，家族の希望も鑑み，屋内歩行ならびにデイサービス再開とされた．

　PT・OTは患者の興味のある課題への取り組みを通じて回復を目指し，地域生活が継続できるよう支援開始となった．

　MSWは短期目標を「入院中の母の負担緩和ができる」，中期目標を「安心して在宅生活が送れる」，長期目標を「親亡き後を見据えた暮らしがイメージできる」とし，支援を開始した．

　4週後の再評価カンファレンスをふまえ，医師面談において母親には「障碍特性上，この受傷を契機に急激なレベルダウンの可能性もあり得る」と説明がなされた．MSWはその際「自分の不注意でけがをさせてしまい自責の念に堪えない」と涙する母親の思いに寄り添い，その内容を受け止めるプロセスに関わった．

　その後もPT・OTが患者の興味のある課題への取り組みを

粘り強く継続した結果，8週後の再評価カンファレンスでは，手引歩行30m，立位30分となったことが報告された．母親も日頃のリハビリテーションでその姿を見るなかで「これなら家で看られそう」と表情が明るくなっていった．

退院準備期に，PT，OT，MSWで家屋訪問調査を実施した．

患者は自宅に入るや否や「パパ，パパ」と仏壇へ直行したため，スタッフは驚きを隠せなかった．初めて聞く有意語に衝撃を受けた．次に患者はスタッフ全員の背中を押し，仏壇前に一列に並ばせたため，今から何が始まるのかとキョトンとするしかなかった．すると患者は「パパ，パパ……」と連呼を始めたのだ．あたかも（お父さん帰ったよ，元気になったよ．皆さんこれが私のお父さんよ）と語りかけているようだった．何とも言えないあたたかな空気，厳粛な時間が流れていった．

しばらくして気が済んだのか，普段の自由気ままな振る舞いに戻ったため，家屋訪問調査の目的である福祉用具設置などを助言し終了した．

その後，母親に父親の死について尋ねてみた．当時のことについて「お父さんはお空に逝ったんだよと伝えたら，しばらく空を見上げて，それから何も言わなくなった」ということだった．家屋訪問調査の際の体験を思い出し，最重度知的障碍者の奥深い精神世界を垣間見た気がした．

そのため，MSWは声かけを「もうすぐ帰れるね」から「お父さんが待っているね」に変え，自宅退院までを見届けることにした．

3. 倫理的問題およびジレンマ

・指示理解が困難な最重度知的障碍者へのリハビリテーションは成立するのか．
・最重度知的障碍者の意思決定のあり方について．
・最重度知的障碍者にとっての「親亡き後問題」を見据えた支援のあり方について．
・この患者にとってのスピリチュアリティ（魂への感情）やレジリエンス（回復力）について．

● 4分割表

医学的事項および適応	患者の意向
・50歳代女性，右大腿骨骨折術後 ・既往歴：染色体疾患，てんかん，**知的障碍（最重度）指示理解不能** ・入院時車椅子全介助レベル	知的レベルは快・不快を表出できる程度で有意語なく意思表示不可，指示理解不可 母親以外では通所施設の職員数人だけが付き添い可能だが，その他の人は受け入れられ**ず安静が保てない**．母親が数分他の人と話をしているだけでバイバイ（もう終わってくださいのアクション）するため，落ち着いて話をすることも難しい状況
QOLなど	**周囲の状況**
・入院前ADL：病状が進行しピノキオ様歩行で転倒しやすかった．食事・排泄一部介助，入浴全介助. ・**興味のある課題には取り組める** ・福祉サービス利用：障碍程度区分6 障碍者デイサービス再開による社会参加が目標	家族：母（主介護者）と2人暮らし．父死別，兄弟他県在住 持ち家，家屋内バリアフリー **母親の全面的付き添い希望なしでは入院継続は不可能な状態** 本人が打ち解けている施設職員が定期的に見舞いに来てくださる

4. 本事例の経過と帰結

退院後，通い慣れた障碍者デイサービスに戻るには，車椅子でも可能だが危険なく過ごせることという最低条件があり，回復次第では地域での居場所が失われる可能性もあった．療法士の根気強い本人特性を理解した訓練への取り組み，地域関係機関の協力理解，そして何より母親の熱意や関係者への配慮（感謝の意）などが結集し，家屋訪問調査を経て自宅退院を果たすことができた．

自宅退院1か月後のモニタリングでは，母親と穏やかに生活されていた．入院生活でさまざまな職員が関わることに慣れたため，入浴介助ヘルパー導入もスムーズにできていた．

5. 倫理カンファレンス（退院後）での検討結果

本事例の倫理カンファレンスは，退院後，MSWからの起案で医療スタッフのみの参加で行われた．社会的弱者を日頃より支援しているMSWとして，入院を引き受けてくれた主治医や病棟への感謝，指示理解不能な患者であっても，リハビリテーションを通じて歩行獲得まで引き上げていった療法士へのリスペクトなど，医療チームの信頼関係や感謝なくしては語れない症例であったことを伝えたかった．

5

リハビリテーションにおける臨床倫理

参加者からは，療法士に対し「どうやって指示理解も全くできない患者にリハビリテーションを提供したのだろう」と敬意を込めた意見が伝えられた．患者から手が出ることもあったようだが，つねに患者を観察しながら，母親とも協力し，粘り強くタイミングを見計らってリハビリテーションを行ってきたことが語られた．

　病棟看護師は，転倒リスクの高い患者を細心の注意を払って見守ってきてくれた．それでも「母がやってくれるので，それでいいと思ってしまった部分もあった．もっと何かケア計画に盛り込むことができたのではないか」と気づきの意見を述べた．

　カンファレンスは，特に今後の方針を定める内容とはならなかったが，指示理解が困難な最重度知的障碍者へのリハビリテーションを成立させるためのそれぞれの工夫について，終始分かち合いを中心にあたたかな雰囲気で行われた．

まとめ

　この事例は母親の希望とはいえ，全面的に付き添い入院が行われたごく稀なケースでもあった．指示理解が困難な最重度知的障碍者へのリハビリテーションが成立したのも，意思決定の代諾者としても，母親の協力的な姿勢なくしては困難であった．

　MSW は母親への負担緩和を短期支援目標に掲げたが，当事者の苦労で乗り越えるのが当然の時代背景を耐え抜いた献身的な母親は，慈愛に満ちた信念をもち，自己犠牲をいとわなかった．高齢であることから母親自身の体調も危惧されたが，いつも優しく「大丈夫」とおっしゃる方であったため，結局はあらゆる入院生活のサポートを母親にゆだねる結果となってしまった．しかし，ここで母親が倒れたら患者はどうなるのだろう，いつか必ずその日は来るのだから，今回の入院が考える契機となるのではないか，また母親のレスパイトはどのようにしたらよいのか，本当にこの入院生活のやり方でよいのだろうかといった思いが残った．

　反省としては，ステレオタイプとしての「最重度知的障碍者」「親亡き後問題」に軸足を置きすぎたために，患者の自由でのびやかな感性にあまり着目していなかったことが挙げられる．しかし，家屋訪問調査を通じ，患者のスピリチュアリティ

（魂への感情）に気づくことができ，また，父の死を乗り越え力強く生きている患者のレジリエンス（回復力）を感じ取ることができた．

患者にとっての MSW は「大好きな母との時間を邪魔する人」と認識され，いつもせわしなく，思いを通わせることはできなかった．しかし，日頃打ち解けている施設職員が定期的に見舞いに来てくださっているときの姿を見て，これからも地域生活が継続していくよう支援を行うことの重要性を再認識した．

> ### Dr. 藤島の視点
>
> われわれは病院の中の患者の一面を一瞬だけみているに過ぎない．今に至るまでの生活を知ることで初めて患者の精神世界を理解できる．本事例では自宅に帰った患者の行動から最重度知的障碍患者のスピリチュアリティ（魂への感情）に気づくこと，力強く生きている患者のレジリエンス（回復力）に感動したことが語られている．多様性を認める地域共生社会の実現において，今後より一層多くの患者がリハビリテーション医療にアクセスしやすくなるよう，門戸を広げていきたいと思う．

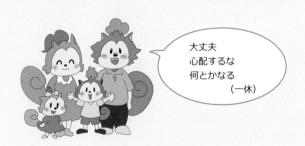

大丈夫
心配するな
何とかなる
　　（一休）

6

浜松地区と浜松市リハビリテーション病院の臨床倫理活動

1—浜松地区の臨床倫理活動

　藤島は 1982 年に医師になり，脳神経外科を専攻，1984 年から脳神経外科医として聖隷三方原病院勤務．その後 1989 年にリハビリテーション科に転向．途中，東京大学に国内留学している．この間，折に触れて浜松地区の臨床倫理について見聞きして，今日に至っている．筆者の臨床倫理的活動において，浜松地区が全体として**臨床倫理的風土**をもっていたこと（環境）が，今日とても強く影響している．

1. 聖隷三方原病院

　社会福祉法人聖隷福祉事業団が運営する病院である．1942年（昭和 17 年）の聖隷保養農園附属病院を母体とし 1973 年（昭和 48 年）聖隷三方原病院と改称した．1981 年（昭和 56 年）日本初のホスピスを開設したことでも知られている．聖隷福祉事業団はキリスト教の「隣人愛」の精神を基盤として，社会への奉仕活動を行っており，その医療部門を担う重要な病院である．筆者は何も知らずに脳神経外科医としてこの病院で勤務することになった．その頃，1981 年に採択された「患者の権利」に関する世界医師会の「リスボン宣言」を参考に 1992 年に**「患者の権利」**に関する宣言を定め，患者の権利の尊重を病院の基本方針とすることになった．時の病院長，新居昭紀先生の強いリーダシップがあったと思われる．当時は批判もあったが，病院の強い決意のもとに今日の医療を先取りした取り組みであった．合わせてインフォームドコンセントを徹底する取り組み，よろず相談室の開設とセカンドオピニオン外来なども開始されている．患者・家族からの病院に対する信頼は厚く，筆者は勤務しながら新たな取り組みの息吹を感じ，理念の大切さを学んだ．

2. 聖隷浜松病院

　筆者は初期研修のときに半年間勤務し，その後リハビリテーション科医になってからは，カンファレンスなどでしばしば訪れている．聖隷浜松病院は聖隷三方原病院から車で 30 分以内の浜松市の中心部に位置している．外科や周産期医療に力を入れてきた．1959 年（昭和 34 年）に聖隷浜松診療所として発足，1962 年（昭和 37 年）聖隷浜松病院となった．1990 年には病院外からの委員を招聘して「脳死をもって人の死とする」などの統一見解を発表するなど脳死に対する民間の取り組みとしては先駆的であった．1997 年には医療倫理問題検討小委員会が発足，2003 年には独立の委員会となっている．臨床倫理的取り組みが盛んに行われ，元副院長の清水貴子先生や MSW の内田美加さん（現在，浜松市リハビリテーション病院）などと活動の土台をつくり，倫理コンサルテーションなども行われ，今日に至っている．

3. 浜松市と周辺地域

　浜松医師会，浜松医療センターが中心となり，2010 年頃から**箕岡真子先生**をお招きして臨床倫理の講演会がたびたび開催されている．このように臨床倫理には関心が強い地域である．箕岡先生は数年来，浜松医科大学での臨床倫理の講義もされている．浜松医科大学でも 2020 年に倫理コンサルテーションチームが発足し，臨床倫理活動が盛んで，日本臨床倫理学会の上級アドバイザーが在籍している．浜松市近隣の磐田市にある磐田市立総合病院や，掛川市・袋井市病院企業団立の中東遠総合医療センターでも臨床倫理活動が行われている．静岡方面に目を向けると，NPO 法人ヒューマンケア支援機構では，在宅医療とアカデミアがタッグを組み「しずおか倫理カフェ」を開催し，在宅ケアに関する医療・福祉の臨床倫理に取り組んでいる．

4. 浜松市リハビリテーション病院の臨床倫理活動

　筆者は，2010 年頃から浜松医師会などでお招きする箕岡先生による臨床倫理の講演を拝聴し，その都度嚥下障碍の問題を中心に相談していた．2012 年 9 月には日本摂食嚥下リハビリテーション学会において「認知症と摂食嚥下障碍」と題して市

民公開講座を箕岡先生，**稲葉一人先生**をお招きして開催．2012年日本臨床倫理学会設立時には筆者が理事として参加させていただいている．2013年頃から病院長の藤島が主導して，活動開始し，主に臨床で問題となるケースの倫理カンファレンスを行ってきた．2016年からの臨床倫理認定士（臨床倫理アドバイザー）養成研修には多数が参加して資格を得ている．2022年5月現在，臨床倫理アドバイザー21人，上級アドバイザー6人となっている．

　倫理的な組織風土醸成のために，5年前から毎年教育的アンケート※（後述表6-1）を実施して新規採用職員（事務職含む）を中心に教育を行い，2017年から年2回は稲葉先生をお招きして臨床倫理セミナーを開催している．このセミナーには毎回100名以上が参加し，現場からも好評である．地域にも開放しており，地域の事例を取り上げて検討会を行っている．

　臨床倫理アドバイザー（以下，アドバイザー）が随時依頼者の話を聞き，4分割表を用いるなどして情報を整理し，倫理的問題やジレンマを明確にする．そのうえで，必要時には**臨床倫理カンファレンス**を開催する．形式は，①コンサルテーション：アドバイザーが依頼者と情報を共有し，倫理的問題を同定，アドバイスを行う，②スタッフのみのカンファレンス：医療者間の情報，問題点・価値観の整理，共有および解決のためのプロセスを探る，③本人・家族参加型カンファレンス：情報，問題点・価値観の整理，共有および解決のためのプロセスを探る，本人・家族の意思決定を支援，となっている．

※**浜松市リハビリテーション病院の新入職員教育　教育的アンケート**
　倫理的な組織風土醸成のために作成したアンケートを示す（**表6-1**）．臨床倫理の内容は浜リハガイドという院内冊子に掲載され，新入職員の教育に使用されている．先に述べた臨床倫理セミナー（稲葉一人先生）を年2回開催し，約2時間の稲葉先生の講義と，地域と院内の3例について事例検討会を開催している．

2—教育的アンケートの3年間の変化 （2017 〜 2019 年）

1. はじめに

　浜松市リハビリテーション病院（以下，当院）は，2013年より事例にまつわる倫理問題に向き合うため，適宜臨床倫理カンファレンスを開催してきた.

　2016年に日本臨床倫理学会の臨床倫理認定士（基礎，臨床倫理アドバイザー）資格制度が始まり，初年度に医師・ST・看護師が資格取得した. 以降，PT・OTも含め毎年資格取得に向けて動き，2022年5月現在21名が有資格者として在籍している.

　また，当院で浜松臨床倫理セミナーを2017年より年2回定期開催している. 今後も継続的なセミナー開催企画を行うことによって，臨床倫理に関して当院が中心となって，浜松地区全体でのレベルアップに貢献していきたいと考えている.

　稲葉 *(2015)* は，「臨床倫理問題の対話を院内で行う場合は，多くの場合，4つの段階（レベル）をたどる」と述べている. その段階とは，「①臨床倫理問題に気づけない. 患者の人権について知らない」「②倫理問題に気づいても，解決する方法がわからない」「③職種を超えた医療従事者間や患者家族と，どのように対話協議を進めればよいかわからない」「④たどり着いた方針を，病院や施設，在宅で実施するための困難がある」である.

　臨床倫理に関する文献は，症例報告が多く，自施設の職員の認識を調査した報告はない. 今後，当院が臨床倫理問題に継続的により効果的に取り組むためには，当院が臨床倫理問題の対話を行う場合のどの段階（レベル）にあるのか現状把握することが必要である. 同時に職員が臨床倫理・倫理的ジレンマについて学ぶ機会の提供を目的として，全職員に教育的アンケートを配布し，調査を行ったため，3年間の結果および経過を報告する.

2. 研究方法

対象者

　調査期間中に勤務する全職員（非常勤・パート・アルバイト

従業員含む）

アンケート調査

　　浜松市リハビリテーション病院　臨床倫理に関するアンケート（**表6-1**）

調査期間：各年度２週間ずつ３年間

　　　　　　　① 2017 年 12 月 1 日〜 12 月 14 日

　　　　　　　② 2018 年 11 月 30 日〜 12 月 13 日

　　　　　　　③ 2019 年 12 月 5 日〜 12 月 18 日

調査内容

　１）職員の以下の項目に対する現状の認識

　　　①当院における臨床倫理への取り組み（活動）の認識

　　　②臨床倫理への興味

　　　③臨床倫理に関する基礎的知識「倫理的ジレンマ」に関する知識

　　　④臨床倫理に関する基礎的知識「臨床倫理の４原則」に関する知識

　　　⑤「倫理的ジレンマ」への感受性

　　　⑥「倫理的ジレンマ」の具体的内容

　２）２年目以降は，以下の内容を追加

　　　①当院の臨床倫理アンケートの記入経験

　　　②当院の臨床倫理セミナーの参加経験

　　　③当院の臨床倫理カンファレンスの参加経験

倫理的配慮

　　研究目的のアンケート利用についての意向確認を，「同意する」「同意しない」の選択式として，アンケートに明記できるようにした．当院の倫理委員会にて承認された．

表 6-1　浜松市リハビリテーション病院　臨床倫理に関するアンケート

【職種】	① 医師・歯科医師	② 看護師	③ 看護補助者	⑧ 事務
	④ PT	⑤ OT	⑥ ST	⑦ MSW	□他（　　　）

【経験年数】	＿＿＿＿＿年	【当院勤続年数】	＿＿＿＿＿年
【このアンケート】		□ 初めて	□ 経験あり
【臨床倫理セミナーの参加】		□ ない	□ ある
【臨床倫理カンファレンスの参加】		□ ない	□ ある

<該当箇所を丸で選択してください>

以下回答しながら，読み進んでください

1. 当院が臨床倫理に取り組んでいることを知っていますか？
　 a　知っている　　b　知らない
2. 臨床倫理に興味がありますか？
　 a　ある　　　　　b　ない　　　c　内容を知らない
3. 「倫理的ジレンマ」とはどういうことか知っていますか？
　 a　知っている　　b　知らない

　倫理とは社会の基本的なルールのことです．医療の臨床においても守るべき基本的なルール＝倫理は存在し，それは意識し，学び，守られなければなりません．

表　臨床倫理の4原則

A 自律尊重原則	患者の意思を最大限に尊重しなければならない
B 善行原則	患者の目標に沿って，最もよいことを行うこと
C 無危害原則	患者に害を与えないこと
D 公平原則	すべての患者さんを公平に扱うこと

4. 表の臨床倫理4原則を知っていますか？
　 a　知っている　　b　知らない

　これらの原則はそれぞれ対立することがあります．医療者がよいと判断した治療法を，患者が受け入れない（AとBの対立）とか，当院にずっと入院していたいと希望し，医療者もそれが最もよいと考えたとしても，現実にそれは許されない（A，BとCの対立）などの例を挙げることができます．また，倫理的ジレンマといって，日常臨床における対立する意見のうち，どちらかが明らかに正しいのか，あるいは明らかに間違っているのか，一見しただけでは判断できないものがあります．さらに日常のケアや診療において「何かすっきりしない」とか「もやもやしている」と感じているとき，その裏に倫理的な問題点（ジレンマ）が潜んでいて，そのことに対する気づきの欠如が原因であることも多いようです．

このことをふまえて次の設問にお答えください．

5. 倫理的ジレンマ（もやもや感，すっきりしないなど）を感じたことはありますか？

　倫理においては，医学的事実 Fact と倫理的価値判断 Value の区別について考えることが重要です．よい倫理的価値判断をするためには，正しい事実認識がなければならないからです．しかし，よい医療上の決定（事実）をすることができる人が，必ずしもよい倫理上の決定をすることができるわけではありません．また，患者や家族，医療専門家はそれぞれ異なった価値観をもっているので，自分の考え方と異なるという理由だけで，他人の考え方を否定してはいけません．"各自の価値観にはつねに相違があるもの"であり，それらは互いに尊重され，つねに開かれた十分なコミュニケーションが必要となります．

6. ここまで読んで，以下の各項目について倫理的ジレンマ，もやもや感，すっきり納得できないなどを感じたことがあるかどうかお答えください．

　①医師の治療ないし治療方針について　　a　ある　　b　ない
　②薬の使用法　　　　　　　　　　　　　a　ある　　b　ない
　③看護のケアについて　　　　　　　　　a　ある　　b　ない
　④リハビリテーションの方法　　　　　　a　ある　　b　ない
　⑤栄養法（NG，OE，PEG，DIV など）　a　ある　　b　ない
　⑥抑制　　　　　　　　　　　　　　　　a　ある　　b　ない
　⑦排泄・オムツ　　　　　　　　　　　　a　ある　　b　ない
　⑧患者・家族への言葉，説明　　　　　　a　ある　　b　ない
　⑨退院先の決定　　　　　　　　　　　　a　ある　　b　ない
　⑩検査　　　　　　　　　　　　　　　　a　ある　　b　ない
　⑪手術　　　　　　　　　　　　　　　　a　ある　　b　ない
　⑫慣習的に行われている行為（例　外来などで実名を呼ぶなど）
　　a　ある　→具体的に記載
　　b　ない
　⑬その他（具体的に記載）：

以上，お付き合いありがとうございました．

【アンケート利用についての意向確認】
本アンケートは病院職員全員にお願いしております．結果を匿名で口頭および発表などに使用することも検討しております．この件に関して同意の有無をお答えください．

　a　同意する　　　　b　同意しない

同意されない場合は発表の際に除外して集計した結果を使用します．

浜松市リハビリテーション病院 倫理コンサルテーションチーム

3．結果

　アンケートに同意があった有効回答数（回答率）は，2017年296枚（75.1％）2018年304枚（74.3％）2019年345枚（80.4％）であった．以下，同意ありのデータを示す．

　職種の内訳は，医師4.6 ～ 5.7％，看護師28.7 ～ 33.1％，リハビリテーション専門職（PT/OT/ST）35.1 ～ 40％，MSW2.6 ～ 10.5％であった（**図6-1**）．

　職員の臨床倫理に関わる機会は増加した（**図6-2**）．臨床倫理カンファレンスへの参加経験は，2018年102名（33.6％）から2019年175名（50.7％）へと参加経験者が73名増加し，前年度比171.6％となった．臨床倫理セミナーへの参加経験は，2018年103名（33.9％）から2019年127名（36.8％）と24名増加し，前年度比123.3％となった．

　院内での臨床倫理の取り組みを知っている職員は，2017年263名（88.9％）から2018年271名（89.1％），2019年329名（95.4％）へと2年間で66名増加し，2年前に比べ125.1％となった（**図6-3**）．

　臨床倫理への興味があると答えた職員は，2017年208名（70.3％）から2018年216名（71.1％），2019年254名（73.6％）へと，2年間で48名増加し，2年前に比べ123.1％となった（**図6-4**）．

　「倫理的ジレンマ」が何かを知っている職員は増加した（**図6-5**）．2017年197名（66.6％），2018年204名（67.1％），2019

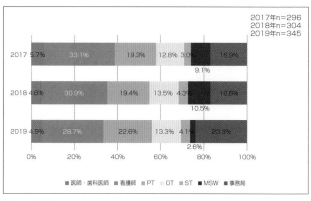

図6-1　職種

年 269 名（78.0%）であり，2 年間で 72 名増加した．

「臨床倫理の 4 原則」が何かを知っている職員は増加した（**図 6-6**）．2017 年 167 名（56.4%），2018 年 174 名（57.2%），

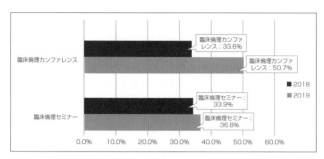

図 6-2　臨床倫理に関わる機会への参加

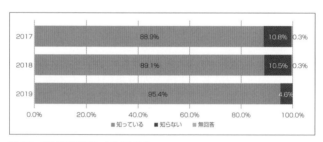

図 6-3　取り組みを知っているか？

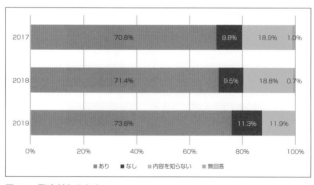

図 6-4　興味があるか？

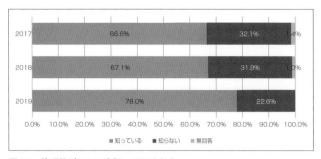

図 6-5　倫理的ジレンマを知っているか？

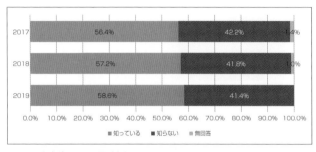

図 6-6　臨床倫理の 4 原則を知っているか？

2019 年 202 名（58.6％）であり，2 年間で 35 名増加した．

　ジレンマを感じている職員の割合は高かった（**図 6-7**）．2017 年 262 名（88.5％），2018 年 270 名（88.8％），2019 年 300 名（87.0％）であり，87％以上の職員がジレンマを抱えていることがわかった．

　ジレンマを感じている内容は，治療・抑制・説明・看護ケアが多かった（**図 6-8**）．

　その他の自由記載は，年ごとで内容に変化がみられた（**表 6-2**）．2017 年は，個人情報に関すること，治療方針などに関すること，患者対応などの内容が多かった．2018 年は，自己決定に関する内容，高齢者・認知症，接遇，個人情報に関するものが多かった．2019 年は，自己決定に関する内容，医療者の倫理観・倫理的対応，倫理カンファレンスのもち方についてが挙げられた．

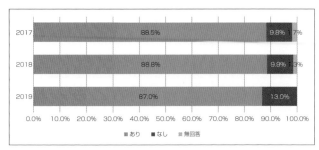

図 6-7　ジレンマを感じたことがあるか？

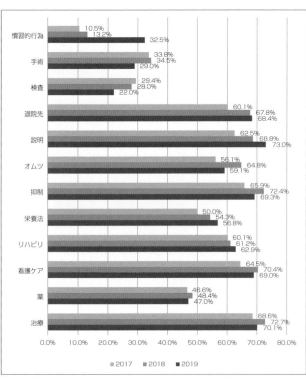

図 6-8　ジレンマの内容

表 6-2 「臨床倫理に関するアンケート」自由記載回答

1. 個人情報に関すること
1) 患者確認
◎外来等で実名での呼び出し. 番号札などで対応可能では?
◎生年月日は○月○日だけでよいのでは?
◎病室の名札の表示は必要であるが, 個人情報保護上は問題となる.
◎本人確認のために, 他者の前で生年月日と氏名を口頭で名乗ってもらうこと, これにより周囲の人が個人情報を覚えてしまうこと.

2) 患者情報
◎大部屋・訓練室などで, 患者とさまざまな事柄についてどこまで話すか.
◎ナースステーションでの多職種カンファレンスや情報交換 (近くに患者がいる).
◎患者さんの前で, マイナスな発言 (たとえば夜間不穏で大変など) を言う.
◎病室内・廊下など他者がいる状況での医療スタッフ間の患者に関する情報共有など.
◎大部屋, 外来などで個人情報が周囲に聞こえてしまうやりとり.
◎入院時の詳細な情報聴取の必要性 (医療・看護上, 本当に必要で活用できるか? 個人情報なので, 活用するものだけを聴取など)

2. 治療方針などに関すること
◎リハビリテーション目的での入院にもかかわらず, 患者自身にリハビリテーションに対する意欲がない場合. ゴールがみえない患者.
◎再評価カンファレンスに本人や家族が参加していないこと.
◎面談時に患者自身が参加しないことがある. 患者自身の将来を決定しているのに, 本人がいない状況でよいのか悩む.
◎難聴のため本人に説明がない場合. 文面での理解力は十分であれば, 文書などで本人への説明が必要.
◎本人の意思表示が困難である場合, 治療方針・方向性をどのように決定していくのかもやもやしたことがある.
◎認知症などで患者の意思が不明確で, 医療者が考える最善で治療を進めていくこと. 本人の意思を, 時間をかけて確認する必要性を感じる.
◎患者本人は自宅に帰りたい希望があっても, 家族が拒否して本人の意向が反映されないとき. 退院に対して医療者側の意見が尊重され (在宅はムリだと決めつける) すぎて, 本人や家族が同意せざるを得ないとき (自分たちの意見が言えない人たちがいる).
◎患者が医師に言えないとき, 代わりにコアスタッフが医師へ伝えていること.
◎リハビリテーション訓練の進め方が医療者主導となりがちで, 患者さんの意思の反映が十分でないこともあること.
◎検査説明が事後となったり, 患者・家族の理解が不十分であったりするまま同意していること.

◎どこまで・何歳まで延命的治療を行うかについて.

◎車の運転の可否判断（本人が希望することが多いので）.

◎患者は自動車運転を希望していても，医療者は本人の希望に反して運転中止とする方向で接しないといけないこと.

◎自動車運転や就労を支援する場面では，本人の思いと家族・会社の考えなどが一致しないケースが多いため悩む場面は多く見受けられる（本人は運転できる，仕事もできると思っているが，家族と会社は前向きではない.医学的に判断してもリスクが高く積極的に進められない等）.

◎いつまで運転（仕事）するのか，どのように運転（仕事）を退くのか今後さらに増えてくいくかと思っている.

◎胃瘻造設の決め方など，患者の推定意思よりも家族の意思が優先されていると感じることがある.

◎施設に行くためには胃瘻造設をしてほしいと言われること.

◎転院直後の緊急声門閉鎖手術.関わる医療者が患者背景を十分理解できていない状況下となってしまうため.

3．患者対応

1）接遇

◎言葉づかいや口調，接し方.

◎認知症または高次脳機能障碍の方の目の前で本人についてあまりよい気分のしない会話を聞いたとき.

◎来院順にかかわらず，処置内容や準備時間等によって臨機応変な対応をしてもよいと思う.

2）日常ケア，訓練

◎水を飲みたいけど提供できない（嚥下障碍で）.

◎離床を進めたい⇔褥瘡があるため難しい

◎早く帰りたい⇔環境調整が済まないと転倒の危険あり.

◎認知症・夜間不穏などの患者にもっと時間をかけて対応してあげたいが，他患者へのケア・コール対応などもあり，いつもごめんねと思いながらケアしていること.

◎離棟をしてしまう患者さんに離棟しないように促したが，暴言・暴力につながってしまったこと.十分に対応できる時間がなく，十分寄り添えなかった.

◎痰の貯留で酸素飽和度が保てない患者.頻回の吸引は，患者のためか看護の安心のためかジレンマを感じる.→こんなに患者につらい思いをさせて吸引ドレナージをしても，痰で窒息したら事故になる.

◎リハビリテーション訓練時間以外の病棟での午前・午後の歩行訓練など.患者の疲労感への配慮が必要で，病棟訓練に追われてしまい，看護として十分関われない場合があること.

◎間欠的口腔食道栄養法の適応－看護師と医師のズレ.

◎抑制となる4点柵が当り前だった.

◎本人の臥床希望に反し，リハビリテーション目的にと離床させていること.

◎尿意がある患者などのオムツ管理や，オムツの当て方が粗雑な場合があること．

◎食後の配薬が患者の飲みたいタイミングに間に合わないこと（待てずに部屋に戻ってしまう）．看護師の多忙も理解できる．

◎時間がないという理由でトイレ介助が速やかに対応されないことや，認知機能低下の患者さんに軽率な対応をしていると感じることがあること．

◎医療依存度の高い高齢者への過度と感じる栄養・医療について疑問をもつことがある．

◎認知症の拒否患者に対する訓練．

◎認知症高齢者に対する自身・周囲の理解が浅い→言動を否定してしまう，対応した当事者を非難するなど．

3）その他

◎患者の前で「高次脳の影響が」「ここが悪いから」などの表現をすることで，患者さんがすごく落ち込んでしまったこと．

◎キーパーソンが自ら名乗り出てきている方で，本当に大丈夫なのか？　危険ではないのか？　確かめようも他に選ぶ選択肢もない場合など．

◎訓練前診察．診療上必要であるが，現実には患者からのクレームが多く，診察する医師にも負担となっている．

◎患者とケア提供者の性別が異なりケアを拒否されたこと．

◎鈍化してしまっている．思いつかない．

◎かかりつけ医を別に受診させられるので，この病院で継続してみていてもらいたい．

4．職場環境，コミュニケーション

◎倫理に対する意識が高いのはよいが，まずリハビリテーション医療の原点として，チーム内コミュニケーションが必要では．

◎会議やカンファレンスでの医師の発言がとても尊重されている．セラピスト，看護師，ＭＳＷ，ケアスタッフが発言しやすい雰囲気，風土が育てば，患者さんへのサービスの質もさらに上がると思うし，各職種のモチベーションも上がるのでは．

◎先輩・上司の意見が絶対という空気感．

◎医療者間で，患者を捉える視点・価値観・情報量が異なる場合に，互いに尊重できているとはいえない状況．

◎患者にとってよいことであっても，各職種が互いの状況を考慮できているとはいえず，十分なコミュニケーションがとれてない状況．

◎倫理的ジレンマと思われる事象を臨床倫理アドバイザーに相談→倫理カンファレンスの流れになったが，種々の部署で「何でこんなことになっているのか」と大事になり，「カンファレンスの前にまずは担当者で相談」「それはジレンマではない」との指導を受けたことがある．倫理カンファレンスの流れにもやもやがある．

◎倫理カンファレンスとして行うべきか，病棟の中での情報共有としてのカ

ンファレンスでもよいのか，判断に迷うことがある．
◎治療開始直後ジレンマを感じたとき，まずチームで相談が優先されるべき
ところを，チーム内スタッフに連絡なく倫理カンファレンス開催をいきな
り告げられたこと．
◎倫理的気づきの欠如が目立つ．
◎倫理カンファレンスや面談で，以前より患者や家人の思いを確認するように
なった．

文献

・稲葉一人：臨床倫理問題を臨床の現場で対話する（前編）—臨床倫理教
育の実際—．心身医，55（5）：390-397，2015．

（藤島一郎，金沢英哲，岡本圭史，田中直美）

何でも自由に
発言できる
風土づくりが
大切なんだね

これからも
応援しているよ

家族と代理判断者の定義，キーパーソン，医療への同意

家族：患者が信頼を寄せ，人生の最終段階の患者を支える存在（人生の最終段階における医療・ケアの決定プロセスに関するガイドライン）
代理判断者：患者が自分の意思を伝えられなくなったとき，代わりに意思決定をする人
キーパーソン：患者本人のことを最もよく知り，患者が信頼を寄せている家族

　意思能力（情報の理解，状況の認識，論理的思考，選択の表明）がある患者には，医療情報を提供して，自己決定権を尊重しなければならない．一方，日常診療においてわれわれ医療者は，意思疎通が困難な患者に関しては，家族に相談して医療行為を行っている．しかし，驚くべきことに法律上，医療行為に関して「家族の定義はない」とのことである．このことは筆者もセミナーで稲葉一人先生から教えていただき初めて知り，日常診療の根幹が崩れてしまうのではないかと感じたものであった．法律上は親族の定義はあり，財産分与などの場合では明確なルールがあるのに，家族の定義はないのである．また，個人情報保護法（2017年5月改正法施行）によると情報は本人の帰属性保護を目的としているため，家族も「第三者」となる．

　それではどのように考えればよいのであろうか？　厚生労働省の「人生の最終段階における医療・ケアの決定プロセスに関するガイドライン」（平成30年3月改訂）に家族などに関する記述がある．これによれば「家族とは，患者が信頼を寄せ，人生の最終段階の患者を支える存在であるという趣旨ですから，法的な意味での親族関係のみを意味せず，より広い範囲の人を含みます」と書かれている．つまり「患者が信頼を寄せ」「患者を支える存在」を家族（親しい友人も含む）などとして明記し，本人の意思を推定するものとして医療・ケアチームと共有することの重要性を述べている．家族が同意できるのは患者が信頼を寄せ「代理人として認められた家族」であることが必要となる．

　逆に家族だからという理由だけで，本人不在で勝手に何でも相談して医療行為を決めてしまうことには問題がある．このことは知っておかねばならない．心身の状況により本人の意思が変化するのはごく自然なことであり，日ごろからどのような生き方を望むのかを繰り返し話し合うことが必要である．

　患者が自分の意思を伝えられなくなったとき，代わりに意思決定をする人のことを代理判断者とよぶ．意識障碍などの場合を除けば意思能力の客観的判定は難しく，安易に決めることはできない．認知症や小児であっても一人の人間であることを認め，配慮しながら語りかけることを忘れてはならない．代理判断者についても，家族同様明確な定義はない．意思表示が困難となる前に本人が指名した人がいればその人が代理判断者となる．本人の指名がなかった場合には一般には患者本人のことを最もよく知り患者が信頼を寄せている家族がなることが多い．キーパーソンとよばれることもある．

6　浜松地区と浜松市リハビリテーション病院の臨床倫理活動

文献
・稲葉一人，板井孝壱郎，濱口恵子：ナースの困ったに答える　こちら臨床倫理相談室．pp175-176，南江堂，2017.
・箕岡真子：臨床倫理学入門．pp68-73，へるす出版，2017.

臨床倫理キーワード

リハビリテーション拒否，暴言・暴力患者への対応

リハビリテーション拒否：患者がリハビリテーションに関する医療者の関与を拒否すること

　PT，OT による身体訓練の拒否もあれば，ST や看護に対する摂食拒否（介助も自力摂食も拒否），さらに拒否するだけでなく訓練やケア場面で暴言や暴力が出る患者も少なくない．これらの方は問題患者（わがまま，自分勝手など）として扱われることが多い．医療者の心情も理解できるが，問題患者であるとレッテルを貼る前に，立ち止まり「何か原因や理由があるはずだ」と考えたい．原因が痛みやせん妄であれば薬剤が効果を発揮するし，その他の身体的な異常（脱水，炎症，不眠，便秘など）であれば適切な治療で好転することも多い．丁寧な説明を繰り返し，家族や親しい友人の力を借りることもある．好ましいことではないが主治医や担当者を変えることで解決することもある．自分一人で考えるのではなく多職種でカンファレンスを行い，先輩や経験豊富なスタッフの意見を求め，適切なアドバイスで事態が好転することもある．

　しかし，いろいろ手を尽くしても自傷，他傷の恐れがある場合など危険性があると判断されれば，病院としての判断で医療の中止を決断しなければならないこともある．

　ADL が自立していないのに，どうしても入院リハビリテーションを拒否し自宅退院を主張する患者がいた．患者は判断能力もあり，認知機能は悪くない．PT，OT の訓練場面や看護師のケアに対して，杖を振り回し大変危険であった．家族の話も聞かず困り果てていたが，このまま入院継続は困難と判断し，本人の主張を取り入れて退院してもらうことにした．家で妻は大変な思いをされたが，機嫌は悪くなく，何とか生活できた．転倒のリスクや失禁もみられたが，病院に戻る気はなく，訪問看護と訪問リハビリテーションを導入し，本人も受け入れた．車の運転も希望しているが，これは現実的に不可能である．

　リハビリテーション病院であっても，経管栄養，胃瘻，点滴，気管切開など生命維持に必要な処置が必要となる場面もある．これらの拒否に関しては急性期病院と同じである．本人の判断能力に応じて，家族など本人の意思を推定する者の意見を聞き，多職種で判断することになる．

文献
・加藤　互：医療拒否患者への対応指針〔野口善令（編）：名古屋第二日赤流　臨床倫理コンサルテーション〕．pp130-132，羊土社，2021.

Case 15

患者の望む生活と兄弟・医療者間の意見に相違があり退院方針・支援が難航した事例

1. 患者プロフィール

症 例 50歳代女性

診断名 顔面肩甲上腕型筋ジストロフィー，Ⅱ型呼吸不全による右心不全

障碍名 呼吸筋麻痺，筋力低下（四肢，体幹）

生 活 中学生で上記疾患診断があったが，20歳代までは医師をしていた．高齢で認知症，心疾患，悪性疾患がある父親と2人暮らし．兄（医師）とは父親の処遇について考えの相違をきっかけに1年前より距離を置くようになった．キーパーソンは兄嫁（医療職）で，日常的な支援は知人（80歳代）に有料で頼んでいた．

2. 事例の経過

40歳代で筋力低下が顕在化，電動車椅子を導入したが，室内は歩行可能．徐々に筋力が低下しいざり移動となったが，知人に受診の送迎を依頼し，外出では買い物を楽しんでいた．

20XY年Z月頃より移動困難，食欲低下，夜間の不眠があり，知人が受診を促していたが拒否があり自宅生活を継続していた．兄は病状を知らされていなかった．

20XY年Z＋2月，呼吸筋麻痺によるⅡ型呼吸不全，二次性右心不全により救急搬送され，搬送先の病院で気管内挿管，人工呼吸器が装着された．気管切開を施行，1か月後，嚥下評価後経口摂取が開始されたが，呼吸不全により人工呼吸器の離脱は断念された．同年Z＋4月，リハビリテーション目的で回復期病院に転院となった．知的レベルは保たれており，患者の希望は，「自分に残された時間は限られている．退院してもとの生活を送りたい．週5回は知人の介助で外出したい」との希望があった．兄嫁からは「患者の兄は自宅退院に反対で，施設入所が望ましいと考えている」との情報提供があった．兄の来院はなく，面談は兄嫁が来院し，兄の意向を伝えていた．身体機能の著明な低下，人工呼吸器の装着，兄の承諾，兄夫婦の介護協力が得られない状況で退院に向けての検討を行った．

6 浜松地区と浜松市リハビリテーション病院の臨床倫理活動

● 4 分割表

医学的事項ないし適応	患者の意向
・50 歳代女性，顔面肩甲上腕型筋ジストロフィー，Ⅱ型呼吸不全による右心不全．進行性疾患で**突然死する可能性**は患者に説明 ・障碍名：呼吸筋麻痺があり，レティナカニューレ，人工呼吸器(NIPPV)は日中離脱，睡眠時装着 ・筋力低下（四肢，体幹）：上肢は書字，スマートフォンの操作可能，重度下肢麻痺で移乗動作全介助．認知機能，社会性は保たれている．**意思疎通は音声言語で可能** ・医療処置：**気管切開，人工呼吸器（夜間のみ），気管吸引，カフアシスト：MI-E（排痰補助装置）**による排痰．PCO$_2$は 43〜45mmhg 嚥下機能は保たれており，食形態，水分の条件はなく，自力摂取可能	・ACP についての議論はこれまでなかったが，今回の人工呼吸器装着は本意ではなかった．急性期に，これなら死んだほうがよかったと感じた時期があった ・同じ病気の人が病院に入り，天井を見た生活で皆精神が崩壊した．絶対に同じようにはなりたくない．ショートステイは利用したくない．自分で動ける時間は残りが少ない．**自分の家で好きなように過ごし，動きたい**．外出もしたい ・家に帰れば，ベッドから離れて過ごしたい．トイレで排泄をしたい．毎日自宅の浴室で座って入浴がしたい．ヘルパーと知人の支援を受けながら週5回外出したい ・POLST：DNAR，胃瘻は希望せず，意識が低下したときは搬送してほしくない

QOL など	周囲の状況
・マンションを保有，金銭的には困らないが，家族の介護協力は得られない ・スマートフォンを使用し，兄嫁，知人と連絡を取り，荷物を届けてもらっている．兄嫁との関係は良好で，退院後は食事の差し入れの協力は受けられる．兄の面会はないが，近況は連絡を取っている ・電動車椅子移乗は全介助，訓練で床上のいざり動作は可能となった．排泄は座位バランスが悪く，床上．保清は寝台用の浴槽で入浴している	・兄：**自宅退院は反対．在宅生活をするなら自分たちに迷惑をかけないでほしい** ・兄嫁：患者自身は，環境が変化することを嫌う性格なのも理解している．自分達の生活が脅かされるため施設入所を希望 ・父親：認知症あり，患者が家にいないことで落ち着かない．患者の面会が楽しみ ・知人：高齢で，患者の入院中に腰を痛めた ・担当医：突然死のリスクがあり，POLST を使用し患者の意思を確認しつつ，可能限り支援したいという考え ・看護師：介助量が多く，市で定められた 500 時間では隙間時間がある．**ショートステイを活用するほうが安全を担保できるのではないか**．患者の描く在宅生活は困難と考え，繰り返し施設利用を説明している ・PT, OT, ST：患者が希望する床上での自由な移動のための訓練を継続し，手応えを感じている

・医療処置は訪問看護，ヘルパー（吸引・カフアシスト）が実施するが，ヘルパーは1か月500時間までの制限があり，500時間以上は市への申請・許可が必要である 訪問診療は24時間対応できる往診医がいる	・訪問看護：ヘルパーを24時間配置できれば，在宅生活は困難だが不可能ではない。床上生活で在宅支援に入る意向がある ・ヘルパー：吸引実施の認定を取り，自宅で吸引，呼吸器のマスク装着，カフアシストのサポートを実施する気持ちでいる ・訪問リハビリテーションスタッフ：在宅生活を支援したいと強く思っている

3. 倫理的問題およびジレンマ

　患者の思いをどこまで受け止めるべきか．医学的にきわめて困難な状況（重い障碍，兄夫婦の協力が得られない）で，本当に患者の希望するような在宅生活に戻れるのか？　限りある資源のなかで，患者の思い描くような生活を実現した例はあるのか？　実際に可能なのか？

4. 倫理カンファレンスでの検討結果と方針

　住み慣れた家に帰りたいと願うことは患者にとって当然の選択肢である．当地区ではこれまで同様な例はないが，全国的には地域で全介助，人工呼吸器の独居生活を支えている例があることを確認した．

　患者は，医療者（医師）として自身の疾患に対する理解があったうえでの選択肢であると考えるが，生活者としても，介護を受ける側としても患者が思い描く在宅生活と乖離が生まれていると思われる．

①患者の望む身体機能の回復には限界がある．

②医療依存度が高く，家族の介護力がない状況で患者として受け入れなくてはならない介護，資源の限界を理解してもらう必要がある．今後も進行する疾患であることをふまえて，長期のケアを無理なく続けていくためには，これまでの自分に固執するのではなく「今の私らしい生活」を考えることに変換する必要がある．そのために，現在の状況，今後の予後についての可能な限りの説明と，日々の暮らしのイメージ化を工夫する必要がある．

③病院内のみならず，地域の支援スタッフに患者の状況を十分理解してもらう努力を行い，患者とともに，より現実的な退

院支援状況を繰り返し検討し，患者が自分自身の生活をイメージ化することが望ましい．

兄との確執は，父との対立に由来する根深いもので，これに医療者が関わることは難しいかもしれない．しかし，兄夫婦が患者の在宅生活を「あたたかく見守る」ことについて理解を求めるように努力することが望ましいだろう．患者が自分の言葉で，明確な意思を表出できる時期にACPを念頭に「病状悪化時の対応」「代理意思決定者」を繰り返し確認し，兄夫婦にも理解を求める必要がある．

5. 対応と帰結

院内で倫理カンファレンスの後，患者の意向に沿った訓練を実施しベッドから離れた食事，室内のいざりでの移動が可能となった．入浴は実際にやってみることで自身の限界を知る機会となった．担当医を中心に市と粘り強く交渉して，サービス利用時間限度は500時間以上可能となった．コロナ禍であったが，地域で支援を行う訪問看護師やヘルパーに来院してもらい検討を重ね，排泄は床上，移乗はリフターを導入，入浴は訪問入浴サービスを活用することを本人も受け入れることができた．吸引はヘルパーが指導を受けて実施することとなった．退院日が近づくと，医療依存度の高い在宅生活に患者から不安の声が聞かれたが，24時間対応の往診医の確保，患者を交えた地域との退院前カンファレンスを実施することで不安が減少した．患者は「髪を染め，化粧をしてまた病院の皆に会いたい」と退院し，言葉どおり病院の外来では髪を染め，化粧をして笑顔で来院した．入院中は，兄との確執が解消することはなかった．

Dr. 藤島の視点

最重度の障碍を抱えているが，強い意思をもって在宅生活を実現した患者支援の例である．環境要因で本人の希望（自律尊重）が実現できない例はある．本事例も困難に立ち向かう強い意思がなければ施設入所となっていた可能性は高い．患者のわがままではないかと思うスタッフもいたであろう．しかし，最重度の障碍を抱えて生きる人間の意思とそれを支える医療スタッフの尽力が実を結んだときの喜びはかけがえのないものである．

Case 16 社会復帰を望むギラン・バレー症候群の事例

1. 患者プロフィール

症例 40歳代男性

診断名 ギラン・バレー症候群（GBS：軸索障碍型）

障碍名 四肢麻痺，歩行障碍，巧緻運動障碍

現病歴 X月Y日 下痢にて近医受診し胃腸炎と診断

Y+15日 歩行障碍が出現しA病院受診，GBS疑いで入院

Y+17日 B病院に転院，検査でGBSと確定診断 IVIg（経静脈的免疫グロブリン療法）を施行

Y+30日 回復期リハビリテーション病院へ転院

生活 仕事では他県に勤務．アパートに独居．通勤に公共交通機関を利用．母親（キーパーソン）は実家で独居．

2. 事例の経過

患者は，転院前までに病状や治療方法について説明をされてきたが，確定診断に時間がかかり治療開始が遅延したことで，医療不信を抱えていた．転院初期には，治療経過への不安に加え，入浴方法などのケア全般に対しての不満も訴えていた．転院3週後には右足関節の下垂足によるつまずきはあったが，歩行器歩行が見守りレベルに改善するなど身体機能の回復を認めていた．リハビリテーションカンファレンスを経て今後の治療方針を患者へ説明したが，患者は納得せず否定的な姿勢で，それ以降，頻回に担当医へ治療計画の説明を求めた．患者の要望に対して担当医は，Modified Erasmus GBS outcome scoreに基づく予後予測や，セカンドピニオン，患者ネットワークの推奨，装具療法，電気刺激療法といった治療方法を提案したが，患者はそれらを受け入れなかった．面談後に，看護師へ「突き放された感じがする．好きでこの病気になっていない．予後がわからずどれだけ不安かわかってくれない」と想いを表出し，不眠を訴えるなど徐々に訓練に取り組めなくなっていった．また，長期入院に伴う経済面の不安や仕事復帰への焦燥感も負担となり情緒不安定が加わった．そうした状況のなか，各職種は患者の想いを傾聴していたが，職種間の意見交換の場がなく，

医師面談に同席していなかったため，患者から得る情報が職種間で相違し，時には患者の不満に同調するなど，結果的に担当医と他のスタッフに亀裂が生じていた．

　患者は，回復への期待が強く復職への遅れなどに強い不安を抱え，現状を受け入れられない状況であった．担当医はおおよその目標や治療方針を説明していたが，患者は具体的に「何日経てばどれくらいよくなるか」正確な答えを求め，受け入れる姿勢がみられなかった．医療者側は焦らず病気と付き合ってほしいと考えていた．しかし経過途中で担当医と他のスタッフ間，患者と担当医の間で考えの乖離が生じ，それぞれがジレンマを抱える状態となり，倫理カンファレンスを開催した．

3. 倫理的問題およびジレンマ

・あいまいな予後予測（医学的に困難）を患者が受け入れられず，主治医を信頼できないことがチームスタッフの不安や不満につながっていた．
・患者の想いをスタッフが代弁する形となり，担当医とチームスタッフ間の信頼関係が失われていた．
・チームスタッフも不安になり，適切な時期に意思決定支援や治療方法の選択ができているか確信がもてなくなっていた．
・予後予測の難しさが存在する一方で，複数の治療計画の選択肢の説明がされていた．医療者側は，治療目的が不透明でありながら最善の方法を示しているつもりであったが（善行原則），患者は納得できなかった．患者は障碍受容ができず，完全にもとの状態に戻りたいという希望を捨てきれないでいた．

4. 倫理カンファレンスでの検討と方針

・医学は万能でないことをよくわかってもらう必要があるのではないか．
・退院までの道筋（ロードマップ）を紙面で可視化し患者と共有するとよい．
・具体的な目的に沿った支援内容を時系列で記載し，各職種が統一した関わりを実施すべきであることを共有した．記載内容は，①予測退院日，短期／長期目標の設定，②治療方法の再提案と自主訓練メニューの作成，③目標設定に応じた面談日の調整，④退院後の支援と社会資源の提示などとした．
・担当医だけでなく多職種で面談に関わり，病態や段階的な獲

● 4 分割表

医学的事項ないし適応	患者の意向
・40歳代男性，ギラン・バレー症候群（軸索障害型） ・障碍名：四肢麻痺，歩行障碍，巧緻運動障碍 ・既往歴：片頭痛 ・予後予測：Modified Erasmus GBS outcome score やその他の文献，先輩医師の経験などから，歩行自立の確率は高いが，両側手内筋，右右脛骨筋を中心に筋力低下残存（MMT2レベル）．予後の推定はできるが，**患者の求める厳格な予後の可視化および定量化は困難**	・独歩でPC作業ができ完全回復が希望 ・いつどのように**どこまで回復するか厳格に知りたい**．それがわからなければリハビリテーション目標設定を設定できない．目標を達成できなかったときのショックが大きい ・どれくらいで復職できるか知りたい ・ADL自立と公共交通機関の利用ができれば退院してもよい ・復職に関しては，まだまだ先だと考えている．体力がついて日常生活全般が一人でできるようになってから考えたい ・自宅内の生活は問題ないと思うが，当面外出になれば助けが必要だと考えている ・自宅生活での問題点は外出や外泊を重ねて問題点を把握していきたい
QOL など	周囲の状況
・夜間不眠あり安定剤を頓用で内服 ・実家に母親（60歳代）が独居（両親は離婚），母親は飲食店のパート（週5日），息子の急な罹患に対して，涙ぐむことがあった ・弟は実家近くに在住．医療職で介護に対して協力的 ・アパート2階で生活．外玄関に4段，中に2段の段差あり 　退院後は1人暮らしを予定 ・復職先については半年から1年くらいまで待ってもらうことは可能	・担当医：入院は入院期間限度まで可能で，必要に応じて制限を設けずに治療に専念してほしいと本人に説明 ・看護師：整髪，入浴は介助．ノルディック杖歩行訓練中 ・PT：訓練に対してはとても意欲的．入院初期は病棟生活にストレスを感じていたが，落ち着いてきている．願望は強いが説明すれば納得できる．**主治医に不信感を抱いている発言あり**．短下肢装具や杖の受け入れが悪く，絶対に譲らない ・OT：入院当初は，母指が動かず不安感を抱え，機能訓練に固執し，ADL訓練は本人の意向もあり実施できず．その後母指の機能改善が認められ，通院のことも考えADLや歩行に意識が移行してきている ・**患者・主治医・スタッフ間のゴールが共有できていない**

得能力についてじっくり説明し，患者が聞きたいことを聞きながら，退院までの道筋を可視化して説明する．また，状況を担当者間で確認し家族や友人とも連絡を取り外出泊を実施，そこで具体的な課題を共有して取り組むことを明確にする方針とした．

5. 本事例の経過と帰結

・担当医とスタッフと患者で情報共有を図り統一した関わりをもったことで，患者は安心して自ら治療方法を選択することや自主訓練に取り組むことができるようになった．

・患者の医療不信は完全には払拭されなかったが，患者自らが想いを素直に表出できるようになったため，適切な支援や提案が提供でき，スタッフの不安や迷いは解消されていった．

・倫理カンファレンス以降，その都度患者の想いを担当医とスタッフで共有した．そして，治療内容の受け入れや反応などについて，密に連絡し意思疎通を図ったことで医療者間のコンフリクトは徐々に解消されていった．

・患者自らも障碍を受け入れ，実現可能な復職への道筋を立てられるようになり，転院5か月後に自宅退院の運びとなった．その後，外来訓練へ通院しながら復職に向けて新たな取り組みが始まった．

まとめ

・本事例は，社会復帰に向けた退院支援において，障碍受容の課題を抱えた患者の自律尊重と，医療者側の善行原則による治療方針に対立が生じ，それらをもとに医療者間の価値観の相違につながり，目標設定と退院までの運びに難渋したと推察された．

・倫理カンファレンスを通して，意思決定支援の過程（意思決定力，認識，論理的思考，形成，表明，実現）を客観的視点で再考したこと，情報整理をしたこと，支援方法をみつめ直したことが転機となりよい結果につながったと考えられた．

・臨床現場では，こうした障碍受容の問題を抱えた事例に対し，時に治療方針を巡って医師と他の医療者間で対立が生じることがある．本事例のように患者を含めて多職種でじっくり腰を据え話し合う機会を設けることが重要であり，その時々の

患者の気持ちの変化を捉えながら，時間をかけて寄り添う姿勢を忘れないことが必要である.

・回復期リハビリテーション病院では，入院期間が定められている．そのなかで患者と接する時間は長く，本事例のように医師やスタッフでコンフリクトが生じることがある．そうした際に，情報を整理しながら問題を紐解いていくことが根本的な問題解決になると思われる．倫理的視点をもち，自らの感受性を高めながら，患者とだけでなく医療者間でも話し合う機会を設けることが必要である.

Dr. 藤島の視点

　この事例はリハビリテーションにおけるコミュニケーション不足が根底にある．難しい事例ではあるが，古くからよく起こるリハビリテーションでのトラブルである．ゴール設定のあいまいさに患者が納得できず，障碍受容の課題も絡み，医学的説明の拙劣さが問題を複雑にした．倫理カンファレンスではなく，通常のカンファレンスでもコミュニケーションをよく取り，じっくり議論して問題を共有すれば対応できたかもしれない．しかし，この事例は担当者全員がジレンマを抱え，モヤモヤを感じていた．その点に担当者が気づき，倫理問題として検討できたことは，チームが成長するためにはよかったと思われる.

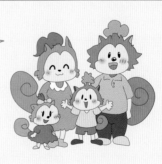

お互いの考えを尊重することが，チームワークには欠かせないんだね！

Case 17　解離性障碍患者への関わり方と今後の方向性

1. 患者プロフィール

症例 40歳代女性

診断名 低髄液圧症候群

障碍名 嚥下障碍，四肢麻痺，筋力低下

現病歴 X月Y日　自宅で訪問ヘルパーが介護中に意識消失し
　　　　　　　A病院救急搬送
　　　　　　　シャント圧低下が原因で上記診断
　　　　　Y＋60日　シャント圧調整後の廃用症候群，嚥下障碍
　　　　　　　のため回復期病院へ転院

既往歴 キアリ奇形，正常圧水頭症〔VA（脳室−心房）シャント術後〕，脊髄空洞症，てんかん，頸髄損傷，解離性障碍，身体表現性障碍，数年前の入院で精神科，心療内科で治療を受けているが本人は記憶なく否定

生活 障害者総合支援法を利用し，車椅子生活で独居．要介護5．就労支援で作業所に通っていたが，ここ数年行っていなかった．

2. 事例の経過

　VAシャント圧調節にて浮腫が軽減し，自発性や歩行能力の改善を認めたが，重度の嚥下障碍や全身の筋力低下は残存していた．廃用症候群，嚥下機能の改善を目的に訓練を行ったが，経過中，食事場面などで意識消失による窒息場面が数回みられた．また，背景として独居であることや，本人の家に帰りたい気持ちと退院後の支援が困難なため施設入所を希望する叔父叔母とで想いが相違し，訓練を拒否することが増えていった．

　患者と叔父叔母との話し合いの機会を設けたが，叔母からは「気持ちもわかるが，人の言うことはしっかりと聞かないといけないときがある」と突き放され，結局患者は了承し施設方向となった．しかし，周囲には「本当は家に帰りたい，でも私は言われたとおりにするだけ」と話していた．それ以降，退行性，依存性が増し，意識消失発作を頻回に繰り返すようになった．途中，精神科の併診で服薬量を変更し経過観察していたが，解離性昏迷の出現は持続した．発作があることから受け入れ施設

がみつからず転院調整に難航した．スタッフは関わり方や意思決定の支援方法について迷い，ジレンマを感じていた．背景となっている解離性障碍の患者への関わり方について情報を整理し倫理カンファレンスにて検討することとなった．

● 4分割表

医学的事項ないし適応	患者の意向
・40歳代女性，低髄液圧症候群 ・既往歴：キアリ奇形，シャント術後，てんかん，身体表現性障碍，**解離性障碍** ・現病歴：低髄圧症候群に対してシャント圧調整後に筋力低下，嚥下障碍があり回復期リハビリテーション病院へ転院 ・経過：車椅子動作は自立し摂食状況のレベルはLv.4→8（きざみとろみ食3度自立）に改善．施設入所方向となってから**意識消失発作が頻回に起こる**が，てんかんセンターでは心因性と診断．もともと，退行，依存的な性格	・入院時：自宅退院希望．食べることを頑張って家族に迷惑をかけないようにしたい ・約2か月後：方向性を決める医師面談時，**自宅退院を希望**．しかし，叔母が「施設で様子をみてから自宅を考えたほうがよい．気持ちもわかるが，人の言うことを聞かないといけないときもある」と話し，本人が**施設入所を了承した**．叔母がいない場所では**「私は言われたとおりにするだけ」と半ば諦めた態度**であった
QOLなど	周囲の状況
・父親は，10年以上前に他界，母親は父の死後数年で他界，兄は他県在住で本人とは疎遠．叔父と叔母がキーパーソンである．本人宅近所に在住．これまでは，叔父叔母が買い物や金銭管理，食事，入浴介助と，1日1回は車椅子生活の本人宅へ様子を見に行っていた ・入院前の生活：身体障害者手帳1級．障害者総合支援法を活用し，居宅介護，訪問入浴，訪問看護を利用．屋内伝い歩きと車椅子生活であった．叔父叔母は今後，サービスを増やしても隙間時間に意識障害が起きないかが心配（以前数回あり）．施設方向となったため特に相談員と連携は図っていない ・今回新規申請した制度：介護保険．要介護5	・看護師：病棟内車椅子自走自立，トイレ移乗，動作自立だが，状況により介助が必要．コミュニケーション可．離床時に切り絵や塗り絵をしているが，気分によって床にふせていることがある．叔父叔母が財産管理をしている ・PT：歩行器歩行見守り．段差昇降は手すりを使用して見守り．入院前の身体機能と同程度に回復 ・OT：入浴（軽介助）以外のADLは自立，以前と比べ，体力低下の自覚あり ・ST：食事中に朦朧状態となることがある．経鼻経管栄養は拒否．嗜好品（コーヒーなど）を取り入れてからは朦朧状態となる症状の出現なし．きざみとろみ食，とろみ粥，水分とろみを自力摂取．摂取量は3～8割程度で水分はおおむね十分量を摂取．本人の希望もあり食上げしていない ・入院制限がある

3. 倫理的問題およびジレンマ

・患者は家に帰りたいが，家族はいつ発作が起こるかわからない状況を不安に思い，病前のような生活支援をしていくことが困難であると考え施設入所を望み，双方の意見が相違した．患者は，いったんは施設入所を拒否するが，叔母との話し合いの末，「何がよいのかわからないから，私は言われたとおりにするだけ」と施設入所をしぶしぶ承諾した．結果的に承諾したものの，患者の願いが叶わないことにスタッフは混迷しつつ，家族関係など社会背景を考慮するとどうすることもできないことにジレンマを抱えていた．

・患者の希望で嚥下調整食としていたが，嚥下機能としては普通食と水分が摂取できる能力まで回復していた．しかし，食事場面では意識消失発作を頻回に繰り返し，窒息の危険性が高いことから食上げせず，歩行もいつ意識消失が起こり転倒するかわからないため見守りが外せない状況であった．見守り下ではかえって退行や依存度が増すため見守りからの脱却を試みようとしたが，安全管理上は見守りを外せず，本当に見守りでよいのかスタッフは支援方法や接し方に迷いや不安を感じていた．

・施設入所の方向性となったが，発作時の対応が苦慮されるため受入困難な施設が多く，回復期リハビリテーション病棟の入院期間内で退院調整が困難な状態であった．転院先の検討でジレンマを抱えていた．

4. 倫理カンファレンスでの検討結果と方針

・患者本人の希望である嚥下調整食は，安全面も考慮し，かつ疾病利得であると推察されるため継続とする方向でよいのではないかということになった．

・退行や依存症状，治療拒否，時に自己中心的な言動がみられた際は，患者の想いを受け止め傾聴する姿勢が必要だが，優しく接するだけでなく病院として対応できないことは明確に説明していくことが必要であろう．しかし，強調しすぎると患者との信頼関係構築が困難になると予測され，寄り添いすぎない程度の対応が必要であり，支援方法を統一すべきであると思われる．接し方に絶対的方法はなく，症状を誘発するトリガーも不明であることから，支援方法で困った際はスタ

ッフ間で協議し協力して対応するとよいことを共有した.
・施設入所前に精神科病院や自立支援施設への転院を候補として追加し,患者と叔父叔母へよく説明することとした.同時に,受け入れ困難であった施設に,ヒステリー(転換性障碍・解離性障碍)に対する治療を経過報告しながら入所の再検討を依頼することとした.

5. 本事例の経過と帰結

・倫理カンファレンスを経て,スタッフの関わり方を統一することで本人に落ち着きがみられ,訓練にも意欲的に参加する機会が増えた.しだいに想いや気持ちの変化をスタッフに話す機会が増えていき,同時に解離性昏迷などの症状出現も減少していった.
・精神科病院や自立支援施設への転院について説明したところ「必要であれば構わない.わかりました」と本人は落ち着いた表情で承諾された.
・結果的に自立支援施設への転院ではなく,精神科病院転院の運びとなった.

まとめ

・本事例は,車椅子生活で身体的なフォローが必要なため,精神科単科による医療機関への受け入れは困難で,受け入れ可能な施設をみつけることに難航した.話し合いの末に承諾した自立支援施設への入所は叶わない状況であった.
・倫理カンファレンスを通して統一した関わりを行いながら患者の意思決定支援を図ったことで,思いや気持ちの変化を表出しやすくなり,結果的に精神科病院へつながった.同時に,患者への対応策を模索しながら,転院先へ対応方法を伝えたことも重要であったと考えられた.

Dr. 藤島の視点

　回復期リハビリテーション病棟では診療報酬上，入院期間が決められている．またスタッフは入院時に目標を定め，訓練で患者の機能を向上させる必要性に縛られてしまいがちとなる．一定の機能改善はみられても自立生活が営めない患者が希望どおりの生活に戻れないことは多く，対応にしばしば悩む．家族の気持ちにも配慮し，受け入れ先の施設の状況にも思いをはせ，今後の生活の場を支援して行くことは大変難しく，しばしば難渋する．

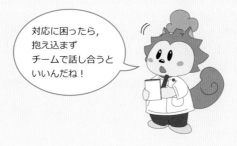

対応に困ったら，抱え込まずチームで話し合うといいんだね！

それでもジレンマは残る

ジレンマは"板ばさみ"！
どっちがいいかわからない…

1—患者だけでなく医療者も救われる臨床倫理

第5章・第6章を読んで，リハビリテーションにおける倫理的問題は決して特別なことではなく，日常のケアやリハビリテーションで生じている（潜んでいる）と"気づく"ことができたのではないだろうか？　臨床倫理はモヤモヤやスッキリしないことに気づくことが第一歩である．その気づきで立ち止まり，言語化してチームで倫理的問題やジレンマを論理的に話し合うことが大切である．

リハビリテーションにおける臨床倫理は生命に関わることよりも日常臨床で生じる問題のほうが多い．障碍を負うことは患者自身のみならず家族も受け入れがたい．スタッフは患者や家族などの不安を受け入れながら患者が生活や社会に復帰できるように支援している．しかし，患者の感情や意思が，時として暴言や怒り，拒否という形で表出されることがある．障碍受容段階や脱抑制，易怒性など疾患による特性と理解していたとしても，受けたスタッフの心理的ストレスは計り知れない．

対患者・家族，対医療者とのさまざまなコンフリクトが生じるが，臨床倫理は患者だけでなく**医療者も救われなければならない**．

2—モヤモヤは残ったとしても

浜松市リハビリテーション病院での臨床倫理活動は，倫理の専門家が不在のなか，日本臨床倫理学会認定の臨床倫理アドバイザーを取得したスタッフが中心となって活動し，稲葉先生や箕岡先生のお力添えをいただきながら院内や浜松地域で少しずつ認知度が高まってきている．一方，院内における臨床倫理活動では，スタッフが倫理という言葉を嫌がる，敬遠してしまう，倫理カンファレンスで事例が挙がりづらい，スタッフ間でコンフリクトが生じる，対応策を合意できたとしてもこれでよかっ

たのか？とモヤモヤが残るなど，まだまだ課題は多いといえる．各臨床倫理アドバイザーのスキルアップと，スタッフ自身が困っているときに速やかに対応・支援できるような支援体制を整備しつつある．いつまでもスッキリはしないかもしれないが，何も考えないで過ごすことよりも，スタッフやチームで深く考え**悩みながら臨床倫理活動を実践する**ことが院内の倫理風土を醸成していくことにつながると考える．

　以下に，看護師，医療ソーシャルワーカー（MSW），OT のそれぞれの立場からみえる，倫理的問題やジレンマを紹介する．職業倫理の違いにより大切にしていること（価値観）が異なることがわかる．リハビリテーションにおける臨床倫理活動を推進していくための手がかりになることを期待する．

（藤島一郎）

3―看護師の立場から

　看護師は，日常臨床場面においてさまざまな倫理的ジレンマに悩んでいる．患者の意思決定支援に関わることだけでなく看護行為にもジレンマは潜んでいる．看護師が生命と尊厳を尊重するために，患者の立場に立って最善を尽くそうと努めているためだと考える．臨床において倫理的問題を扱う際に，看護師の「強み」は，患者に最も近い存在であるため不利益や危害に早く気づくことができ，人々の生命と健康を守る立場で考えることができることである．一方で看護師の「弱み」は，多忙な日常業務に流されてジレンマに目を閉じてしまう可能性があること，医師と看護師間のパターナリズムが存在することなどである．看護師として高い感受性をもち続けたい看護行為の倫理的問題について，コンサルタントとしての立場から以下に考えを述べた．

1. 身体拘束による患者の基本的人権の侵害

　看護師は，基本的に「身体拘束はしてはいけない」と感じながらも，患者の生命・安全を守るために「行わざるを得ない」としてジレンマを抱えながら身体拘束を行っている状況がある．
　コンサルタントとしては，身体拘束を行わざるを得ない当人

である看護師自身が最も苦しんでいることを理解しながらも，現場で十分な検討がなされていたか確認する必要性を感じている．日本看護倫理学会が発行した『身体拘束予防ガイドライン』（2015年）は，身体拘束をなくすことを目的に作成され，看護師が身体拘束を行う前にたどるべき具体的思考過程と行動が示されている．

　現場において，身体拘束の3原則である「緊急性」「非代替性」「一時性」を満たしているかを十分検討するとともに，直接関与するチームだけではなく**組織全体**としてこの検討に取り組み，身体抑制をなくす風土づくりを行う必要性を感じている．

2. 看護ケア，医療行為

　次に，療養生活を支える看護師として行う「看護ケア」や診療の補助として行う「医療行為」である．これらは，患者の健康維持・回復に必要なケアや治療である一方で，同時に羞恥心や苦痛・リスクを伴うことも多くある．

　特に排泄ケアは，羞恥心を伴う行為である．自立した人間としての尊厳が傷つけられやすい場面であるだけに，看護師として真摯に対応する必要がある．具体的には，失禁ケアやオムツの必要性の検討・排泄動作の自立支援など，専門職として個々に応じた最善のケア提供方法をチームで行えるよう検討することが必要である．

　また，医療行為である吸引処置は，喀痰による気道閉塞を防ぐために必要な医療処置であるが，特に鼻腔吸引は苦痛・鼻出血のリスクを伴う．そのほか，食事ケア・入浴ケア・経管栄養・与薬・採血など日常的に行われる看護行為全般に倫理的問題を含んでいると感じている．

　これらの看護行為における倫理的問題の解消には，安全・安心・信頼を高めていくことが必要である．まずは，看護師自身が自己の責任と能力を自覚し，**知識・技術**を継続的に高める．さらに，倫理観に基づいて意見を述べられるよう，看護師自身が**強さ**をもつことである．看護師は医療ケアの最終実行者であり，患者の不利益や危害にいち早く気づき，患者の生命・尊厳を損なうような行為には疑義を申し立てる責任がある．ここでは，**アサーティブなコミュニケーション能力**を身に付ける必要

性もある.

　現場の看護師の日常ケアに潜む倫理的問題の悩みに寄り添いながら，客観的な視点で捉えサポートできるよう，ともに考え学んでいきたい.

文献

・公益社団法人日本看護協会：看護職の倫理綱領. 2021.
・日本看護倫理学会 臨床倫理ガイドライン検討委員会：身体拘束予防ガイドライン. 日本看護倫理学会, 2015.
・公益社団法人　日本看護協会：看護業務基準　2021 年改訂版. 2021.
・坪倉繁美（責任編集）：具体的なジレンマからみた看護倫理の基本. サイオ出版, 2015.

（田中直美）

4─医療ソーシャルワーカー（MSW）の立場から

1. 立ち尽くすだけの支援

　福祉哲学研究者・秋山智久先生の「立ち尽くす実践」から学んだ，私なりの**立ち尽くすだけの支援**というものがある.

　患者・家族など（クライエントとよぶこともある）の抱える過酷な現実を目の当たりにしたとき，私はしばし，「傾聴」といった表現や「それは大変でしたね」などといった言葉かけが，適切とは思えない状況に直面する. それこそ立ち尽くすだけの支援を行うしかない場面である.

　疾病やけがにより，今，たまたま私の前に現れた患者は，生きるためのエネルギーを消耗してしまっているかもしれない. しかし患者は，これまでも力強く生きてこられた方であり，これからもきっとその人らしい力強さをもって生きていかれる方だと信じ続けること（ストレングス視点），そしてその生きざまに最大限の敬意を払い続けることが支援の根底に流れている.

　それが時に医療現場の専門職集団のチーム医療においては，「ソーシャルワーカーは何もしないのか」とジレンマを引き起こす原因となることがある.

　たとえば，特定の傷病で関わっている医療チームのカンファレンスにおいては，参加者それぞれが自分の専門性のなかで「何かよい方策はないか」と意見を出し合う. そこから導き出

された計画に沿って，できるかできないか，医療チームの答え
は比較的はっきりしている場合が多い.

　ところが，ソーシャルワーカーの取り扱う心理社会的事情の
解決は，入院中に白黒つけられないことも多く，むしろグレー
であることが好ましい（あえてグレーのままにしてある）とい
うこともあるので，医療チームは「何とかしてあげられないの
か」とモヤモヤしてしまうこともあるだろう．あくまでも目指
すべきはその人らしい自立の支援であって，「何とかしてあげ
る＝施し」となってはいけない．悩むこと自体は悪いことで
はなく，悩み考える時間もまた，患者の権利として保証しなく
てはいけない．見放すのではなく見守り，時が満ちるのを待っ
ているというスタンスを，医療チームで分かち合うことの難し
さを感じながら，今日も臨床へ向かっている.

2. 長い時間軸で第三者の立場から医療現場を見渡す

　特にソーシャルワーカーは，組織のあり方にもよるが，入
院・外来どちらも横断的に継続して担当することができるので,
すぐに解決はできなくとも，比較的**長い時間軸**で解決の糸口を
見つけていくことができる強みがある．そのためモニタリング
結果を医療チームにフィードバックすることによって，結果的
にモヤモヤの解消につなげることができるのではないかと思う.

　また，医師，看護師，リハビリテーションスタッフなどのよ
うに直接患者の治療や身体的ケアなどに携わることはなく，第
三者の立場で患者の**権利擁護**に関わることができるのが強みで
もある．複雑な医療の現場を見渡して横糸を通すことができる
人物として，臨床倫理の現場でリーダーシップを発揮できれば
と考えている.

文献

・秋山智久：社会福祉の思想入門. ミネルヴァ書房, 2016.

　　　　　　　　　　　　　　　　　　　　　　（内田美加）

5—作業療法士（OT）の立場から

　前節で内田はソーシャルワーカーの立場から，患者をあえてクライエントとよぶこともあるとしている．これは疾病を中心に考えた patient という存在ではなく，その個人の価値観やこれまでの人生，その人を取り巻く環境をも含めた存在であるとリスペクトを込めて対象者を捉えている表現と考える．これは作業療法のなかでも草創期から指摘されてきており，われわれの学会や論文などでは今も常用されている表現である．一方で医師や PT，ST にとってはこうした表現に違和感があるかもしれない．これは宮前（2002）が指摘する，それぞれの職種の学問の中核領域に違いがあることに起因していると思う．宮前は医師や PT，ST は生物学，化学，物理学に，看護師や OT は生物学，心理学，社会／文化系の学問にその中核領域があると述べている（ソーシャルワーカーは社会／文化系学問かもしれない）．いろいろな場面で療法士はひとくくりにされやすいが，上記のようにここでは 3 職種のなかにも異なる文化や風土があることを指摘したい．

　一方，日々の臨床場面において，同じ立場にある療法士間でもジレンマは起こる．ただ，ジレンマが起こることは健全であり，われわれ OT が対象者の QOL にこだわりすぎ，機能改善の可能性を PT などに指摘されるようなとき，自分の価値観の狭さを反省し，新たな視点を得られるチャンスともなる．このような場面は，まだジレンマの整理もしやすく対応しやすいケースではあるが，実臨床でのジレンマはもっと複雑で入り組んでいる．

　関係者間で倫理的な対話を繰り返すことは必要だが，そもそも関係者がさまざまな理由で対話のテーブルに着かないこともある．それが医療関係者であったり，本人であったり，家族などの近親者であったりという具合に．対話による関係者間でのコンセンサスを見出す環境を剥奪されてしまう際，最も強いジレンマを感じる．

　対話にのってくれない関係者には気長に倫理的な問題を理解してもらう必要がある．一方，倫理のコンサルテーションを受けるわれわれアドバイザーの在り方も重要かと思う．いつも否

定や非難をするコンサルタント（アドバイザー）には誰も相談はしてこない．いつでもポジティブに，サポーティブに人の相談にのれる自分づくりがコンサルタントには求められている．

文献
・宮前珠子：クライエント中心の作業療法と作業療法の学問的位置づけ．作業療法，21（6）：512-515，2002．

（上杉　治）

　臨床倫理活動はジレンマを解決するために行っているが，スタッフ間でコンフリクトが生じ解決できないことや，対応策を合意できたとしても「それでよかったのか？」とモヤモヤが残ることをしばしば経験する．職種間の基本的な考え方にも大きな差がある．倫理問題はいつまでもスッキリしないのだが，何も考えないで過ごすことよりも，スタッフやチームで深く考え悩みながら臨床倫理活動を実践することが重要だと考える．今後，スタッフ自身が困っているときに速やかに対応・支援できるように，臨床倫理アドバイザーのスキルアップ，倫理コンサルテーション・カンファレンスの運用整備などを成熟させていきたい．

（藤島一郎）

7　それでもジレンマは残る

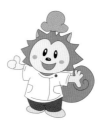

職種ごとに考え方や
みえ方が違うんだ！
ひとりで悩まずチームで
考えることが大切だね

終末期（人生の最終段階）の判断と 口から食べてくれない患者，みなし末期

みなし末期：患者が一時的に食べられず衰弱した際に，適切な治療や栄養補給をせずその人の末期とみなすこと

悪性腫瘍や心不全・進行性神経疾患などでも終末期の判断は難しいが，認知症を伴うフレイル高齢者で口から食べてくれない患者の判断はとても困難である．コミュニケーションもとれず，本人の意思が把握できない．実際に嚥下障碍があって食べれば誤嚥性肺炎になるとか，実際に喉を通らないために食べられない場合と，嚥下障害がなくても食べてくれない場合がある．原因を把握し，対策を立てるためには時間がかかる．

このとき理解しておかなければならないのは，予備力のない患者は1日でも経口摂取しなければ脱水になり，気力・体力ともに衰えるということである．さらに数日食べなければ，死に至ることもある．本人が希望しなくても短期的な経管栄養や点滴治療が事態を好転させるという事例も多い．正確な医学的事実に基づく終末期の判断を下さなければならず，「みなし末期」はあってはならない．

文献

・藤島一郎：摂食嚥下障害における倫理の問題．リハ医学，53：785-793，2016.

臨床倫理は難しいか？

箕岡先生による臨床倫理の講演を初めて聞いたときの感想である．人間の尊厳，倫理4原則，インフォームドコンセントについてのわかりやすい話をすべて理解できたわけではなかったが，「これまでの疑問がすべて解決した，すばらしい」と思ったことを鮮烈に覚えている．その後，DNARや認知症の倫理についていろいろ話を伺ううちに理解できないことが多くなり，「これはついていけないかもしれない」と自信を失いつつあった．箕岡先生にそのことを率直に申し上げると「それぞれの立場で倫理を考えればよいのですよ」と優しく教えられた．他院からの紹介患者（嚥下障碍があり食べられないのに，点滴もせず外来に紹介など）があまりにひどいとき，これは倫理以前の問題ではないかと怒っていると，「それこそ相手の倫理的気づきの欠如であると思いますよ」と教えられた．なるほどと思うことばかりであった．臨床倫理は医療者自身のため，そして患者のために存在する．われわれは倫理の研究者ではないし，ユーザーとしてよりよい医療を展開するために臨床倫理の力を利用すればよいのだとわかったとき，気が楽になったし，前向きに取り組めるようになった．

倫理に取り組んでも，すべての問題が解決するわけではないし，倫理的に考える力を鍛えても，新たな問題に直面すればつねに悩む．たった一つの正解がない臨床倫理はやっぱり難しいのかもしれないと思いつつ，一つひとつ問題に対処しながら歩んでいる．

Case 18　在宅生活を望む高齢者に対する意思決定支援の取り組み

・・

1. 患者プロフィール

症例 60歳代女性

診断名 脳梗塞，双極性障害

障碍名 左片麻痺，高次脳機能障害

既往歴 高血圧症

生活 築50年の自宅で夫と2人暮らし（平日，日中家政婦が来ている）

2. 事例の経過

　10年ほど前に脳梗塞を発症したが，夫と自宅で生活をしていた．その間訪問リハビリテーションや通所リハビリテーション，リハビリテーション病院でもADLが低下などに伴う短期入院リハビリテーションを実施していた．4～5年前から徐々にADLが低下し，基本動作の介助量が増えていた．その頃から，夫は自宅の生活を続けることに不安を感じ，介護付き有料老人ホームへの入所を検討し，本人を説得し一緒に入所した．しかし，週末は自宅に泊まって過ごすなど老人ホームでの生活に慣れることができず，結局2年ほどで退所し，自宅に戻っている．

　夫と家政婦の介助で安全に自宅生活を継続するために，リハビリテーション病院の通所リハビリテーションと訪問リハビリテーションが開始となった．夫は，訓練をもっと頑張ってほしいと考えている．本人の意向としては，歩く練習をしたいとの希望が聞かれる反面，毎日訓練で楽しいことがないとの気持ちを吐露することがあった．短期集中リハビリテーションを目的

● 解説

　厚生労働省の『認知症の人の日常生活・社会生活における意思決定支援ガイドライン』においては，「支援」の定義は認知症（意思決定能力が不十分な人を含む）の人であってもその能力を最大限活かして，日常生活や社会生活に関して自らの意思に基づいた生活を送ることができるようにするために行う，意思決定支援者による本人支援をいう．本ガイドラインでいう意思決定支援とは，認知症の人の意思決定をプロセスとして支援するもので，通常，そのプロセスは，本人が意思を形成することの支援と，本人が意思を表明することの支援を中心

とし，本人が意思を実現するための支援を含む．

厚生労働省においては，2025年（令和7年）を目途に，高齢者の尊厳の保持と自立生活の支援の目的のもとで，可能な限り住み慣れた地域で自分らしい暮らしを人生の最期まで続けることができるよう，地域の包括的な支援，サービス提供体制（地域包括ケアシステム）の構築を推進している．

● 4分割表

医学的事項および適応	患者の意向
・60歳代女性，脳梗塞：重度左片麻痺，高次能機能障碍，双極性障碍 ・身体機能面：Br.stage 上肢Ⅱ手指Ⅰ下肢Ⅲ，感覚低下あり ・基本動作：起居動作：柵使用し見守り　立位・移乗動作：軽〜中等度介助が必要 ・歩行：中等度介助 ・自宅内移動：車椅子介助にて移動 ・ADL：食事：箸・スプーン自立 ・排泄：日中トイレ動作中等度介助，夜間オムツ使用，更衣：準備介助，更衣動作軽介助 ・4〜5年前から徐々にADLが低下しており，**移乗動作時などに転倒することや基本動作の介助量が増えている** 過去には短期集中リハビリテーション入院で効果があった	・本人：**「自分の好きな生活がしたい，歩き続けたい」「夫の身体が心配」「毎日毎日訓練で楽しいことがない」** ・夫：**「訓練をもっと頑張ってほしい」**　**「介護負担が大きく身体疲労が強い」** ・本人と夫の共通意向：和室をなくしたくない，ヒノキ風呂を変えたくないなど，今の自宅の環境をこれ以上変えたくないとのこと．特に本人は，**生家に対して思い入れがある**
QOLなど	周囲の状況
・プール，旅行，料理，ピアノ，音楽鑑賞，外食などが趣味であったが，新型コロナウイルスの感染流行により，外出などの機会がなくなり，最近は行わなくなっている ・遠方に息子家族がおり，孫に会えることを楽しみにしている 介護付き有料老人ホームに夫婦で入所したが，慣れることができず自宅に戻った経緯がある ・**在宅生活が本当に可能か？**	・主介護者は夫と家政婦，夫は腰痛あり，老々介護 ・訪問リハビリテーション 週1回（目標：自宅で入浴が介助で安全に行える，調理，夫の介護負担軽減，内容：環境調整，介助指導，歩行訓練，ADL訓練） ・通所リハビリテーション 週2回（目標：体力の維持・向上，基本動作の介助量軽減　内容：移乗動作・歩行練習，マシントレーニング ・デイサービス週2回 ・ケアマネジャー：本人・夫の思いを優先し，それに沿ったケアプランを立てている

とした入院なども提案したが，新型コロナウイルス感染流行で面会制限があるため，コロナがおさまるまで自宅生活を継続したいと希望されている．

3. 倫理的問題およびジレンマ

・自宅での生活を続けていきたいという本人・夫の意思に対し，支援者（医療者，ケアマネジャー）が意思実現支援に向けて，夫の介護負担軽減や安全な動作方法の獲得のために環境調整などの提案を行っている．しかし，自宅環境を変えたくないとの2人の思いがある．

・基本動作の介助量が増えていることにより，通所・訪問リハビリテーションでの関わりが，QOLよりも機能訓練やADLの支援が中心となっている．

・本人の真の意思は何なのか，本人の最善の利益になるような支援ができているのか担当スタッフに疑問が生じている．

4. 倫理カンファレンスでの検討結果と方針

4分割表に基づき，まず医療者のみで倫理カンファレンスを行った．

・問題点として，本人・夫が自宅で生活を継続するために，今後の生活をイメージして，今どうするべきかの認識が不足しているのではないか？　本人と夫との生活のイメージにもずれがあるのではないか，本人・夫と医療者間で目標の共有ができていないという意見が挙がった．

・本人のQOL向上として音楽や料理，旅行につなげられるような関わりの必要性があるのではないかという点も挙げられた．

・目標の共有のために，本人・夫同席のうえでケアマネジャー，病院スタッフ（医師，看護師，リハビリテーションスタッフ）で外来診察時にカンファレンスを実施することとなった．

5. 本事例の経過と帰結

外来でのカンファレンスでは，本人・夫とも自宅での生活を続けていきたい思いは共通であるが，夫は介護が大変になっており自分自身の体調の不安が聞かれた．本人からは，訓練を頑張りたいと思う反面，毎日訓練を行う日々に対して，年齢を重ねて静かに生活したい気持ちもあるとの発言が聞かれた．

意思決定は，本人の考えや意思だけでなく，介護者（夫）の

支援能力や考え方に影響を受け，かつ揺れ動いていた．そのため，われわれ支援者側は，本人・夫（介護者）の意思決定に対し，揺れ動く気持ちに寄り添いながら，可能な限り負担軽減のためのサービス調整，環境調整，リハビリテーションを提供し意思形成支援と表明・実現に向けて支援していく必要があった．その際に本人のQOL向上のための関わりを忘れないようにすべきであることを共有した．

まとめ

今回，倫理カンファレンスでの検討を行い，支援の方向を夫の負担軽減とともに本人のQOL向上に向けた目標とするということが共有できた．今後も，本人が安心して思いを話し合えるような信頼関係を築いていきながら，最善の選択ができているか対話を繰り返し支援していく必要がある．

Dr. 藤島の視点

生活期を生きる患者・家族に対して，スタッフの充実したリハビリテーション病院として役割を考えるうえで貴重な事例である．

リハビリテーションは退院してからの生活が長い．回復期リハビリテーション病院はあくまで通過施設であるが，退院した患者を支えるという大切な役割がある．超高齢社会となり本事例のような老老介護世帯が増え，加齢とともに機能が衰えてきた場合の支援は重要である．臨床倫理的視点をふまえながら，個別性を考慮して，自律尊重に配慮し，支援をしていくことが地域包括ケアシステムには求められている．

●臨床倫理への思い（看護師：勝山　恵）

　私が倫理について本格的に学んだのは，大学院の「看護倫理」の授業でした．当時の私は「倫理4原則」という言葉は知っていましたが，その意味するところを自分の実践と結び付けて考えることができていなかったため，課題をプレゼンテーションするたびに先生から「それは倫理的な視点ではなく看護師が行っている業務の課題です」と指摘され，「看護実践の現象のなかにどのような倫理の対立があるのかを見極めなさい」と繰り返し指導を受けました．特に治療やケアを拒否する患者・家族へ支援については，医療者としての正義と患者の自律の対立をどのように考えたらよいのか答えが出ず悩んでいました．そのとき先生は「その人の選択を一度受け止めるとともに，なぜその選択に至ったのか，内面にあるものは何かを知ろうとすることから始めること．もし患者・家族が自分たちとは反対の内容を選択した場合でもその選択に対して誠実に支援することが看護者の倫理である」とおっしゃいました．今でも実践場面で迷いを感じるときに，自分の実践のよりどころとなる大事な言葉です．

　病院に戻り，病棟で患者と関わるなかで，食事や排泄など毎日のケアのなかにジレンマが存在することに気付きました．このような身近な問題を病棟カンファレンスで検討したり，時に倫理カンファレンスにつなげて「その人の意思をくみ取っているのか？」「本当にその人らしい生活を支援するとはどういうことか？」という視点で話し合いをしたりして，患者や家族の意向に沿った退院支援につながるという体験をしました．みんなで倫理的な視点で問題解決策を考えることが大切なんだと実感しました．

　浜松市リハビリテーション病院は倫理カンファレンスや臨床倫理セミナーなど，臨床倫理を学び自己研鑽ができる環境に恵まれています．今後も臨床倫理の学びを継続し，患者，家族，医療者にとってお互いによい選択をみつけていく関わりをしていきたいと思います．

　臨床場面で気になることに出会ったときには，まず問題の本質は何かを掴むことを大事にしています．4分割表を使い倫理原則に沿って状況や問題を整理することで「気になることは何か」を明確にしていくと，問題解決への道筋が見えてくるように思います．患者，家族，医療者にとってお互いによい選択は何かを見つけることができるように，日々の実践のなかで他職種と連携しながら研鑽を積んでいきたいと思います．

臨床倫理コンサルテーションチームの運営

いつでも
相談できるよ

1—倫理カンファレンスをしたくてもできない！

　臨床倫理風土醸成のため，浜松市リハビリテーション病院においては，病棟・外来・その他の各職場におけるカンファレンスの随時開催や，毎月1回以上の病院全体カンファレンスを開催するなどの体制を整え，随時倫理コンサルテーションも行ってきた．日本臨床倫理学会が認定する臨床倫理認定士が20名以上（うち上級倫理認定士も複数名）在籍し，各職場で活動を行っている（2022年現在）．

　職員アンケート（2021年実施）において，病院が臨床倫理を重んじる活動を行っていることをほぼ全職員が理解しているものの，実際にカンファレンスや学びの場に参加している職員は約半数であることがわかった．臨床倫理認定士の集まりである倫理アドバイザー会において，この課題について話し合いを行った．倫理アドバイザーの数名から，病棟や医療チームでジレンマを解消するために話し合いたいと考えても，カンファレンスを開催するまでの諸所の調整のプロセスが面倒なため，途中で断念してしまうケースが少なからず存在していることが語られた．また，タイムリーに倫理カンファレンスを開催したいと思っても，4分割表作成が必要であることなどが負担となり，気軽に相談できないといった意見もあった．

2—「今すぐ相談したい」に応える体制づくり

　そのため，スタッフの「今すぐ相談したい」というニーズに応え，また，相談のハードルを下げてスタッフが相談しやすい環境をつくるため，クイックレスポンスチームである「**臨床倫理コンサルテーションチーム**」を立ち上げることとした．

　ホットラインを開設し，上級倫理認定士の倫理アドバイザーが輪番で院内専用 PHS を持つことから始めた．すべての職場にポスターを配布し，ホットラインの周知を図った（**図 8-1**）．

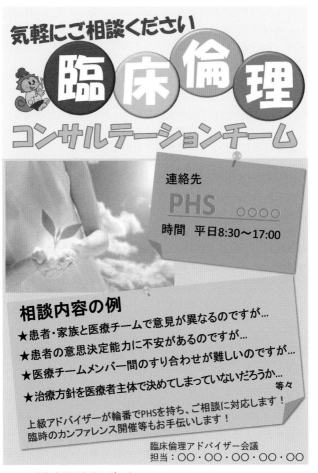

図 8-1　周知を図るためのポスター

相談内容によっては，相談スタッフに代わり倫理アドバイザーを中心とした多職種メンバーを召集し，臨床倫理カンファレンスを臨時で開催することとなる．実際のカンファレンスでは話し合いながら4分割表も作成していき，スタッフの負担を極力減らすようにした．

ホットラインの担当者やその他の倫理アドバイザーに対しても，無理なく活動に協力できるように，カンファレンスに召集するメンバーには定数を設けず，多職種であればそのとき集まれるメンバーでよしとした．

　この活動はカンファレンス開催のみを目的としているわけではなく，プロセスに丁寧に関わることを大切にしている．そのため，スタッフから相談を受けた際，一緒に内容を整理することによって，スタッフ自身の気持ちも整理され，おのずと解決方法を見出していくようなケースも出てきている．

3─緊急の臨床倫理コンサルテーション

　嚥下機能回復をおもな目的としたリハビリテーションを安全に継続するための方針に悩んだ主治医より，緊急で臨床倫理コンサルテーションの希望が出されたケースがあった．このときは多職種による倫理アドバイザーが毎日定期開催している病棟カンファレンスに訪問する形をとり，司会進行や書記などもすべて倫理アドバイザーが引き受け，職員が**リラックスして発言**できるよう配慮を行った．すると多くのスタッフから，日頃のケアを通じて感じていたジレンマが語られ，患者のケアを通じて互いの思いをわかち合おうとする空気が感じられた．臨床経験が浅い若いスタッフからも，「リハビリテーションに関する書籍をサイドテーブルに広げ読みふける患者の様子をみて，何か力になれることはないかと思っていた」などと語られた．

　主治医は，「医学的な見地から最善の方針はこれであろうという思いがありながらも，これまで患者・家族がたどってきた経過を考えると本当によいのだろうかという自問が生じた．今回，一緒に関わるスタッフがそれぞれに患者・家族の様子や気持ちを聴き取ってくれていることがわかり，内容を共有できて心強かった」と語った．

　カンファレンス終了後も，主治医の了解のもと，倫理アドバイザーの医師やMSWが個別に患者・家族に声をかけ，気持ちを聴き，患者・家族・医療チームを側面から支える活動を行った．

　その後の振り返りにおいて主治医は，「あのときに声を上げなければ，これでよかったのかとジレンマを抱えながら過ごす

ことになったと思う．当事者だけのカンファレンスと違い，臨床倫理コンサルテーションチームのメンバーが普遍的，俯瞰的に状況を確認し一緒に考えてくれたことで，また違う視点から冷静に考えることができた」と語っている．

　まだこの活動は始まったばかりであるが，臨床の場面ではその都度さまざまなジレンマが生じており，**タイムリーに相談できる仕組み**が組織に定着していくことによって，よりよい治療やケアにつながると考えている．

（内田美加）

> ### ●私にとっての臨床倫理（事務長：森下一幸）
>
> 　私は，PTとして23年間患者の臨床に携わってきたが，機会あって2年前に病院事務長の立場を拝命した．これまで臨床倫理の場面を中心に治療方針，意思決定などの問題に関わってきたのに対し，現在は病院の経営と運営において，さまざまな問題や対立に対し選択や判断，意思決定を求められている．日々起こる問題の解決や方針決定に際し，以前とは比べものにならないくらい多元的，かつ多大な情報を整理しつつ，表面だけでなく奥にある問題にも注意を払い，最善のかたちに導く過程に翻弄される毎日である．自分の意思決定が利用者やスタッフのみならず，病院運営や地域にまで影響を及ぼすリスクがあるため，その責任の大きさを痛感している．
>
> 　臨床倫理セミナーを受講し学んだ倫理コンサルテーションの知識とスキルは，臨床場面だけでなく，日々発生するさまざまな利害関係や問題解決に非常に有益であることを強く感じている．これまでの経験から学んだことは，①目の前の状況や一方の考え方だけでなく，俯瞰して全体像を認識する，②適切な情報を見分けて集める，③それぞれの立場にとっての価値を明確にする，④常識や道徳的な概念だけにとらわれない，⑤判断による長期的なリスクを予測する，などである．まだまだ失敗と反省の連続であるが，経験を積むことで，倫理の根幹にある対話と対人関係のスキルを高め，問題解決のプロフェッショナルを目指すことが自分の責務であると思っている．今後も臨床倫理の学びの場を支援し，倫理的な視点をもったスタッフを育成し，利用者や職員の満足度の向上につなげ，皆に生きがい・やりがいを強く感じてもらえるような病院づくりに努めようと思う．

臨床倫理キーワード

COVID-19と公正原則

COVID-19：新型コロナウイルス感染症
公正原則：すべての人を平等に扱うこと

　COVID-19の流行で世界は変わってしまった．医療の世界ではこれまで受けら

れていた最善の医療（ケア）が受けられなくなり，医療崩壊といえる現状にある．地域差はあるが，介護施設や在宅の障碍をもった高齢者，認知症患者は急性期病院で医療を受けられなくなっている．臨終の床にあっても面会は制限され，お亡くなりなっても家族がご遺体に対面できないこともある．リハビリテーション現場ではこれまで必須であった「外泊，外出訓練」が制限，面会も制限，病棟にコロナ患者が発生すれば訓練も制限ないし中止となる．そのためにリハビリテーション病院にいながら廃用症候群が進行して機能低下が起こる．感染防御のためのPPE（personal protective equipment：個人防御具）着用で療法士，看護師の疲弊は著しい．嚥下の訓練や検査はAGP（aerosol generation procedure：エアロゾル*産生手技）であるから危険であるとされ，検査や訓練が控えられる．このことでこれまで食べられていた患者が食べられないということも起こっている．

　公衆衛生的観点からも，医療資源ひっ迫の状況からもコロナ感染者は公然と差別されているといえなくはない．単純ではないが，日常診療下でトリアージがなされ，公正原則がないがしろとなっていると考えることさえできるのである．

*気体中に浮遊する微小な液体または固体の粒子と周囲の気体の混合体をエアロゾル（aerosol）とよぶ．コロナウイルスは直接飛沫や接触以外に，エアロゾルにより感染するといわれる．

文献
・特集／それぞれのコロナ禍　臨床倫理の観点から．臨床倫理，9：64-79，2021．
・特集／それぞれのコロナ禍　臨床倫理の観点から．臨床倫理，10：73-86，2022．

....

臨床倫理キーワード

嚥下と声はどちらが大切か？

誤嚥防止手術：重度の摂食嚥下障碍において選択肢となる治療で，音声機能が失われる

　摂食嚥下障碍において，重症患者に対しては手術という選択肢がある．大きく分けて嚥下機能改善手術と誤嚥防止手術があるが，後者においては音声機能を失うという代償を払うことになる．気管切開の管理という問題もあるし，手技的な問題もあり，どこでも理想的な手術が受けられるとは限らない．技術と知識をもった医療チームと優れた外科医（耳鼻咽喉科ないし頭頸部外科）のいない施設では治療が受けられない．

　また，治療環境が整い，誤嚥防止術をしなければ肺炎を繰り返し，生命の危険にさらされるとわかっていても，音声機能のほうを優先するという患者もいれば，いつまでも決められない患者もいる．さらに，前日手術を受けたいと言ったにもかかわらず翌日は受けたくないと言い，気持ちが揺れ動く人もいて，医療チームも混乱する．事実（fact）と価値（value）が異なることを身をもって実感する．生きるか死ぬか，食べるか食べないか，声を失うか失わないかという問いもあるが，これからどのように生活していくかを揺れ動く患者の気持ちに寄り添い，傾聴しながらともに考えていきたいと思う．

文献
・金沢英哲：嚥下障害に対する口腔咽頭の手術〔嚥下障害ポケットマニュアル　第4版〕．pp263-286，医歯薬出版，2018．

終末期における本人の意思と医学的対応
──誤嚥性肺炎を反復するが経口摂取を希望する高齢重度嚥下障碍の事例

Case 19

1. 患者プロフィール

症例 90 歳代女性

診断名 骨盤骨折，誤嚥性肺炎後

現病歴

自宅で転倒し骨盤骨折の診断で急性期病院に入院，保存的加療．経過中虚血性腸炎による下血と誤嚥性肺炎を合併．1 か月後リハビリテーション目的に回復期病棟へ転院した．

既往歴

3 年前レビー小体型認知症診断：L-dopa 内服
頻回の骨折歴：右下腿骨折保存加療，両側大腿骨頸部骨折人工骨頭置換術後

生活

夫と 2 人暮らし．伝い歩きで屋内 ADL 自立．受傷前は普通食を自力摂取していた．娘 1 人あり．定年退職まで勤務，働きながら家事・育児を両立．嫌なことは嫌と言うはっきりした性格．同じマンションの別の階に娘家族が在住．食事は娘が持参していた．

2. 事例の経過

転院後の嚥下造影検査で咽頭残留と誤嚥を認めた．骨折後約 5kg の体重減少があり，レビー小体型認知症とサルコペニアが嚥下障碍の原因と考えられた．咽頭残留が減少する頸部回旋位での摂食を指導したが守れなかった．転院 1 週目に誤嚥性肺炎を発症し，食事をミキサー食に変更した．しかし患者は「肺炎になってもいいから好きな物を食べたい」と訴え，嗜好の問題で食事が進まなかった．1 か月で体重がさらに 5kg 減少．1 か月目に 2 回目の誤嚥性肺炎を発症した．担当医が異動に伴い交代した．

より安全な姿勢に変更，付加食で摂取カロリーを増加，食後咳嗽誘発，排痰訓練を強化．その後約 4 週間は肺炎なく経過した．食事摂取量は安定し体重維持，見守り下での歩行器歩行が

● 4分割表

医学的事項ないし適応	患者の意向
・90歳代女性	・**家に帰りたい**
・レビー小体型認知症あり，認知機能低下	・苦痛を伴うことは嫌（拒否），好きなようにしたい
・骨盤骨折後，体重減少，誤嚥性肺炎反復	
・嚥下障碍：レビー小体型認知症およびサルコペニアによる	・**肺炎になってもいいから好きな物を食べたい**と希望（刺身，うどん，フルーツ，おにぎり，ラーメン）
・肺炎発症のたびに嚥下障碍が悪化し，**経口摂取により誤嚥リスクが高い状態**	・NGチューブ挿入時：「**こんなことしてまで生きたくない**」
・3回目の肺炎後，経口摂取が困難で衰**弱が進行し看取りの可能性あり**	・家族からの情報：数年前，かかりつけ医に「延命治療は望まない」と話していた（詳細な意図は不明）
・経鼻経管栄養開始	
・下血で貧血が悪化し輸血施行	
QOLなど	**周囲の状況**
・嚥下障碍のため，食べたいものが食べられない	家族：
	・本人のことを大事に思い，元気になってほしいと願う気持ちが強い
・3回目の肺炎後も食事摂取を希望したが嚥下障碍悪化により食事再開困難	・方針の決断ができず本人意思の代弁者になりきれない
・経鼻経管栄養チューブ（以下，NGチューブ）挿入時「こんなことまでして生きたくない」と発言したにもかかわらず，NGチューブ留置された	・**看取りまでの決断ができない**
	看護：
	・苦痛を伴うケアに対する拒否が強いため，吸引や口腔ケアなど医学的に必要なケアを行うことに難渋
・経管栄養開始後状態回復に伴い，NGチューブを嫌がり自己抜去	リハビリテーションスタッフ：
・NGチューブ抜去予防のため両手ミトン装着され自由が奪われている	・離床や排痰訓練など本人の拒否があり十分なことが行えない
・上記より，**希望が叶わず侵襲行為が行われ，かつ自由が奪われQOLが低い状態**	・徐々に状態が悪化し，目標設定が難しい
	主治医：
	・本人のQOLを第一に考えたいが，家族の受け入れが不十分ななか看取り方針の決定に至らず，本人が嫌がるNGチューブを挿入

可能，車椅子座位で作業を行えるまでに改善した．本人は自宅退院を希望していたが，家族の意向で施設入所の方針となった．肺炎のリスクと隣り合わせで次に肺炎を再発すれば経口摂取不能となる可能性が高く，その場合の方針を経管栄養も含め家族に確認したが，この時点で結論は出なかった．

　本人から固形食摂取の希望が強くあった．不安ながら慎重に

少量の固形食摂取訓練を開始したが，直後に誤嚥性肺炎（転院2か月後，3回目）を発症した．全身状態と嚥下機能が悪化し，経口摂取困難となった．本人より食事再開の希望が聞かれたが，呼吸状態悪化のリスクが高く再開困難だった．

　急激に栄養状態が悪化し，経管栄養なしではさらに衰弱が進行し，看取りとなることが予想された．衰弱した本人は意思表出が困難であり，家族に本人の推定意思を確認したが明確な返答は得られなかった．嫌がることはしたくないがこのまま看取りとなることも受け入れられない様子だった．

　家族との相談で方針が決まらず，衰弱が進行するなかで時間的余裕もなく，主治医の判断で経管栄養を導入することとした．NGチューブ挿入時，本人より「こんなことまでして生きたくない」との発言あり．しかし「このままではよくならない」と説明しチューブを留置した．

3. 倫理的問題およびジレンマ

・食べることについて本人の希望があるが，嚥下障碍で肺炎のリスクが高く食事内容を制限せざるを得ない．医療者側は看取り方針までの決定ができず，本人が嫌がるNGチューブを挿入し経管栄養を開始．医学的事項ないし適応（善行・無危害）と患者の意向（自律尊重原則）の間で対立が生じている．

・高齢者の人生の最終段階ともいえる状況で，本人のQOLを最優先した方針決定を目指したいが，状態悪化後の本人の意思が十分確認できない．家族は本人を思う気持ちが強い一方，確固とした意思や決断力に欠け，代理判断ができない．

・NGチューブの自己抜去を予防するためには抑制が必要で，本人のQOL，自由，尊厳が損なわれている．

4. 倫理カンファレンス

　院内の倫理カンファレンスで4分割表を用いて問題点を整理し議論した．

　本人が嫌がる経管栄養を開始し，継続することに関して担当者にジレンマがあり，本人がはっきり拒否する経管栄養を開始したことは間違いだったとする意見が出た．

　一方，家族の覚悟が決まらないなか，看取りの方針と決定することは難しく，経管栄養により状態が安定し家族が考える時間がとれたことはよかったのではないかとの意見もあった．

引き続き転院先でも本人や家族の希望や考えを聞き，相談ができるよう，転院先に情報提供し話し合いの継続をする必要がある．今後，転院後に経管栄養に対する拒否が強くなった場合にどうするか，家族で相談してもらうことを促す必要がある．

5. その後の経過と対応

　家族との面談を頻回に設定し，「これまでご本人が大事にしてきたことは何か」「人生の最後の段階を，どうしたらご本人らしく過ごすことができるか」という問いかけをしながら，本人の意思を尊重した対応ができるよう話し合いを重ねた．

　一時は状態が悪化し看取りとなる可能性も説明していたが，経管栄養開始後は徐々に状態が改善，車椅子乗車も行えるまでになった．しかし，回復に伴いNGチューブを自己抜去するようになり，以降は両手にミトン装着が必要だった．本人より再び経口摂取の希望が聞かれるようになった．楽しみレベルでの経口摂取が可能か，嚥下造影検査を施行した．30°リクライニング位で体幹左下側臥位・頸部右回旋の姿勢で濃いとろみ少量であれば誤嚥なく嚥下可能だったが，その他では誤嚥を認めた．この条件を施設で実施することは不可能と思われた．転院後も安定して続けられる方法として同姿勢での味付きアイスマッサージを行うこととした．りんごジュースでのアイスマッサージに対する反応がよく，自らアイス棒を持って吸啜・嚥下し「おいしい」と笑顔がみられた．施設へ味付きアイスマッサージの方法について情報提供し経鼻経管栄養で転院となった．

まとめ

・本人が希望するものをできるだけ食べられるよう代償手段などリハビリテーション手法を駆使し，嚥下機能をできるだけ維持するため栄養療法を強化，肺炎予防のため複数の手段を導入した．自分のことは自分でしたいという意思も尊重し，一時的ではあったが希望する麺類を自力で食べられた事例である．

・その後，悪化したときも医療者としては唾液で溺れる状態でもなく，真の意味の人生の最終段階とまでは考えられなかった．しかし，「こんなことをするくらいなら死んだほうがまし」との表出は本人の重要な意向であり，経管栄養導入前に，

いったん思いとどまり再度意思を確認するべきではなかったか，ジレンマが残る．

・高齢かつ認知症の患者では，本人不在で方針決定が行われる傾向がある．本人の意思決定を支援するため本人自身に意思を確認する原則は高齢者でも同様であるが，認知症があると一貫した意思・希望の聴取が困難であり，状態悪化後にはまず不可能となる．早い時期から本人の意思を少しずつ聞き出しまとめていく作業が重要である．この作業は一人では行えずチームで行う必要がある．

・高齢者の人生の最終段階において，本人の意思を尊重するとともに，本人を大事に思い回復を願う家族の気持ちを尊重することも重要であると考える．

・時間をかけて支援するため一施設にとどまらず次の施設へつなげられたことはよかった．

さて，この事例を読んだ読者のなかには，はっきりした意思表明があるのに嫌がる経管栄養を導入したチームに対し「倫理的ではないのではないか」という印象をもつ方がいるかもしれない．かつ，次の施設に送ったことは，「問題の先送りに過ぎないのではないか」という意見もあるであろう．現場で行われる進行形の医療と，後から振り返ってみる場合の差は非常に大きい．チームの構成員によって同じような事例での対応が大きく変わり得るし，リハビリテーション病院（看取りの場ではない）での事例であることも考慮が必要であろう．置かれた環境や職種によって見え方や対応法は異なる．

担当医の胸の内

途中から担当を引き継いだ．ちょうど2回目の肺炎発症後，左下肺無気肺を合併する重度の肺炎でかなり衰弱していた．何とか元気になってもらえるよう手を尽くして考えられることをすべて行った．結果，しだいに元気になってきて安定して食事できるようになり，歩行器歩行や輪投げ，塗り絵など楽しむ姿をみて，心からよかったと思った．

本人は嫌なことは嫌とはっきり表出する人で，もともと吸引なども「こんなことをされるなら死んだほうがいい」と強く抵

抗していた．「生きていても仕方ない」と話す一方で，「食べたいものを食べ，歩けるようになって家に帰りたい」と希望を話してくれた．一貫しない発言のようだが，おそらくどちらの気持ちも本心だと感じた．

本人の気持ちを汲んで固形物を食べさせたことは悔やまれる．3回目の肺炎では無気肺を伴い，2回目のときよりも衰弱が強く，あれほど嫌がっていた吸引にも反応しないほどとなっていた．孫を含め家族が入れ替わり面会に来たが，声かけにかろうじて開眼しても持続せず，発声も聞かれない状態となってしまった．日に日に衰弱するなか，何度も面談をしたが，家族は決断できず，かつ看取りの決心もつかなかった．

夫は「また食べられるようになりますか」と諦めていない状態であった．ここで経管栄養を開始しなければ状態を改善することは難しい，というぎりぎりのところで結局経管栄養を開始した．チューブ挿入時の本人の言葉「こんなことまでして生きたくない」は一生忘れられない．衰弱しずっと発話のなかったなか，瞬間的に発せられた言葉であった．ここで思い留まるべきだったのだろうか？

臨床倫理の原則からは誤っていることなのだと思う．チューブを入れずにいたらどうだったか？ 衰弱した本人が状態を理解し冷静に判断し決断できるのであろうか？ 何が正解かわからないが，そこを丁寧に対応するのが倫理的対応ということなのであろうか．担当医自身も家族も看取りまでの決心がつかなかった，本人も死んだほうがいいと言いながら生きたい気持ちがあると感じていた，ということだと思う．

結果的に，徐々に状態が安定してまた発話がみられ，家族とも短い会話ができるようになった．転院前，あるとき訪室すると手を握って「ありがとう，もう行っちゃうの，また来てね」と言われた．この直後に受け入れの連絡があり転院，結果的に「問題の先送り」となった．どうするのがよかったのか，今でもわからない．

うまくいく場合ばかりでなく，むしろ悩むことが多いなか，倫理が医療者も救うことができるのだろうか．

Dr. 藤島の視点

　倫理で問題は解決しない．どこに問題点があるのかが言語化され，意識化されてくるのである．知ってしまうことでより深く悩むこともある．しかし，倫理的に考え，悩むことが無駄になるとは思わない．揺れ動く気持ちは患者も医療者も同じ．人の生命は尊い．失われれば元に戻すことができない．人生の最終段階は軽々しく決めることはできないのである．

　ただ，主治医一人が問題を抱え込み悩む状態は望ましくない．倫理コンサルテーションやカンファレンスで問題を共有することで解決できない問題に立ち向かうときの負担がいくらかでも軽減できればよい．そんなことを感じながら日々の臨床が流れていく．

●外部コンサルタントの視点　　　　　　　　　　　　（稲葉一人）

　臨床の皆さんが困ったことについてサポートをするのが，倫理コンサルタントや倫理カンファレンスの役割のひとつであるが，そのサポートは，こたえ（答え・answer）を示すことではなく，こたえ（応え・response）を示すことで対応する．現場はすっきりしたいので「答え」を求めるが，倫理コンサルタントは，「答え」はないと諦めるのではなく，真剣な「応え」を示すのである．一人で悩んでいる医療者が，自分の考えを聞かれ，多くの違う視点からの意見を聴くことで，自分の考え方を相対化でき，それがきっかけとなり，ケアのあり方が変わっていくということがある．

　本事例では，医学的に「最善の利益（best interest）」は示せないのだが，「よりましな利益（better interest）」あるいは，より少ない危害（less harm）はあるということに気づけば，少しは違った視点からアプローチできた可能性がある．また，患者の「こんなことまでして生きたくない」という言葉は一生忘れることができないとする担当医の発言は，これからもその言葉と患者を記憶に残すという決意表明であり，患者はそんな医師にこそケアをされたいと思うのではないだろうか．医療としてベストが示せない，患者の意思をどう受け取るかについて悩み，家族も覚悟を決めかねるという事例は，これからも出てくるだろう．しかし，このように真剣に考えた担当医をはじめ関係者の皆が，次に事例に向き合ったときは，必ず「一つ上のレベル」の判断ができると思う．

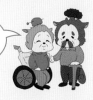

「答え」ではなく「応え」か！
問題が解決しなくても
皆で考えるプロセスが大切だね

経口摂取に限界を感じながらも胃瘻造設するか否かの気持ちが揺れ動き胃瘻造設が延期となった事例

Case 20

. . . .

1. 患者プロフィール

症 例 70 歳代男性

診断名 神経筋疾患疑い・サルコペニア・陳旧性心原性脳塞栓症

障碍名 嚥下障碍

生 活 妻と 2 人暮らし．子 3 人（近隣・市内・県外）

　認知機能は問題なし．まじめで神経質・内向的．人と話すのが得意でない．定年退職後．趣味はテレビ鑑賞．3 か月前まで自動車を運転していた．

2. 事例の経過

　4 年前より嚥下困難感が生じ A 病院神経内科を受診．神経筋疾患疑いで，声門閉鎖術について説明された．以降，定期的に通院．1 年半前より嚥下困難感に対し，嚥下専門外来で摂食条件（摂食姿勢・水分とろみ）の指導を受けてきたが，条件遵守が困難であった．体重は緩徐に減少．

　最近 1 か月間で，さらなる摂食量低下と急激な体重減少のため，妻が困り受診・入院となった．入院後も安全な摂食条件が整わず，嚥下訓練や間欠的経管栄養法を行ったが受け入れ不良であった．代替栄養（胃瘻）が検討されたが，当初，胃瘻の提案に対し，本人は「死んだほうがいい」と希望せず退院希望が聞かれた．

3. 倫理的問題およびジレンマ

　今後の方針について．安全な摂食条件が整わず摂食量が確保できないなかで，本人の意向どおりに代替栄養はなく予定どおりに退院でよいのか？　看護師としては，家族の介護負担を考えると早く胃瘻造設をしたほうがよいのではないかと感じている．

倫理的検討：A チーム（担当者主体）

・代替栄養法は，受け入れや管理面の点から，間欠的経管栄養法よりも胃瘻が現実的と思われる．

● 4分割表

医学的事項ないし適応	患者の意向
・70歳代男性，神経筋疾患疑い・サルコペニア ・既往歴：陳旧性心原性脳塞栓症 ・経過：4年前より嚥下困難感あり．声門閉鎖術の説明を受けた経験あり 　1年半前に嚥下専門外来受診．摂食嚥下指導も条件遵守困難．体重は緩徐に1年数か月で7kg減少．摂食量低下と急激な体重減少1か月で3kg減のため入院．肺炎発症なし．摂食条件が整えば摂食可能だが，姿勢保持が困難で**安全な条件設定困難．入院後1か月で3kg減．代替栄養が必要** 　脱水で時々近医にて点滴	・意思は明確に伝えることができる ・（入院前）食べられなくなったら終わり．まだ介護サービスは使いたくない．訪問サービス希望なし．とろみ剤は好まず，妻が里芋や片栗粉でとろみ対応 　（入院後）摂食条件に関して，今の摂食姿勢は難しくて家ではやらない．姿勢がきついからご飯も食べられない ・半分諦めている．飲み込みがよくなるわけでもない．**食事が苦痛になってきている** ・**間欠的経管栄養法は受け入れ不良** ・**胃瘻は嫌だ→数日前から「仕方ないかも」と揺れ動く気持ちがみられた**
QOLなど	周囲の状況
・家族：妻と2人暮らし．子3人 　本人：3か月前までは自動車運転可能 　性格：神経質・内向的．人と話すのが得意でない ・趣味：カラオケ（声が思うように出なくてやめた），テレビ鑑賞 ・定年退職後．職業は車関係の下請けで機械を動かしていた	・妻：好き嫌いが多くて困る．食べ方の注意をすると怒ってしまう．短期間でも施設入所は可哀想かなと思う．**胃瘻はイメージできるが，自分には管理できない** ・介護保険：要支援1（サービス利用なし）かかりつけ医：近医 ・摂食状況：60°リクライニング位，頸部右回旋，嚥下調整食分類Ⅱ-1の条件で自力摂取中 ・頸部右回旋が遵守できればむせは軽減するが，腰背部の過緊張や頸部の運動範囲制限，腰部の疼痛により姿勢保持が難しい ・痰の自己喀出は行えるも，喀出力の弱さがあり確実に喀出できない ・訓練：運動習慣はなく，耐久性の低下あり．拒否はないが，全身が痛いし精神的にしんどいと発言が聞かれるようになってきた

・本人は，家族の希望もあり，胃瘻造設を仕方ないと受け入れつつあるが，気持ちは揺れ動いている状況を共有した．
・本人も現状では退院困難との理解あり．代替栄養手段の確立および経口摂取とのバランス決定後の退院を目指す方向とす

るのはどうか.

・パーキンソニズムや過緊張, 摂食状況にもむらがあり, 栄養改善による回復の見込みや確定診断がつかないなかで, 対応など今後の予後について神経内科医の見解も確認する必要がある.

・退院後の生活に向けて, 患者家族指導とともに介護保険区分変更や訪問サービス（訪問看護など）の導入・咳誘発目的の酒石酸吸入（*Ohno*, 2021）や吸引などの検討を進める.

・本人の揺れ動く気持ちに寄り添い, 胃瘻造設を受け入れるまで時間をかけて支援するほうがよいという方向性を確認した.

倫理的検討：Bチーム（アドバイザー主体）

　医学的には胃瘻造設の適応があり, 本人も経口摂取には限界を感じていた. 当初本人は「胃瘻は嫌だ」という意思を示したが, 経過のなかで胃瘻造設してもよいと思う気持ちが芽生えてきた. しかし決断はできず, 胃瘻造設を延期して自宅退院となった. これでよかったのかについてモヤモヤが残っている. 医学的な「善行」と意思決定の「自律尊重」の対立があるなかで, 他に支援策はなかったのか？

倫理カンファレンスでの検討結果と方針

・患者はなぜ胃瘻を嫌だと言ったのか, それは胃瘻への理解不足や誤解が原因だったのか, あるいは, 食べる・食へのこだわりがあったのかがわからない. そのような患者の価値観・選好などがわからないなかで, ひたすら医学的必要性だけで説得することは難しい.

・医療者側も確定診断が難しい（神経筋疾患疑い）なかで, 病名を告知したうえで患者の意思を問うという態度には出にくく, 患者もどこまで気持ちを表明すればよいのかがわからなかった可能性がある.

・看護師は, 介護者の立場に共感を抱きやすく, この患者には入院中に胃瘻造設をすることが, 患者だけではなく家族支援としてもぜひ必要であるという思いが強くあった. このことが「待てない自分」をつくり,「意見を変える患者を許せなかった」のではないかと推測される.

・この事案を第三者的にみると, 胃瘻を決断することは患者と

しては大きな自分の生活への変更であった可能性がある．むしろ「すぐに決断できない患者」「意見を変える患者」をありのままに受け入れる必要がある．大きな決断にはそれなりの助走が必要であるから，いったん退院して，医師からの説明を噛みしめる経験をすることで胃瘻を受け入れる決断に至ることこそ，「素敵なプロセスを経て決めた」と評価できるのではないか．

本事例の経過と帰結

退院1週間後の受診時には，まだ本人に胃瘻造設希望はなかったが，家族より「入院中に胃瘻を造設してほしかった」との発言が聞かれた．その数日後に，「三度三度の食事は大変，これならば，胃瘻造設をやったほうがいい」と本人より希望があり胃瘻造設の方針となった．

胃瘻造設を決断した際，「胃瘻をやるしかない」「口から食べるのは大変」と自らの言葉で語った．この決断には，近医での点滴目的の通院や点滴時間を過ごすことの大変さや家族へ負担をかけることへの忖度も影響していた可能性は否定できない．

胃瘻造設直後，創部の疼痛が和らぐまでの一定期間は辛さを訴えていたものの，退院時期が近くなると笑顔がみられるようになった．吸引や経口摂取再開のための間接訓練など痛みや不快感を伴う処置はなくなった．退院後の外来受診で「水が飲みたい」「牛肉を食べたい」などの希望はあるため，嚥下スクリーニング検査を実施し，味わう方法を紹介したが，まだ自宅では取り組まれていない．嚥下訓練のための再度の入院は希望されず，全身状態は安定して自宅で生活継続ができている．

まとめ

胃瘻という決断をするまでに，揺れ動く気持ちとも向き合う時間が必要であった事例である．医療者にとっては自明の正しい処置（医学的事実）でも，倫理的価値が異なる患者が素直に受け入れることばかりではない．本事例は時間をかけて向き合うなかで患者の気持ちが変化し，納得のうえで胃瘻造設にたどり着いた．経過は良好で本人の後悔はない．

文献

・Ohno T, et al：Cough-Inducing Method Using a Tartaric Acid Nebulizer for Patients with Silent Aspiration. Dysphagia, 37：629-635, 2022.

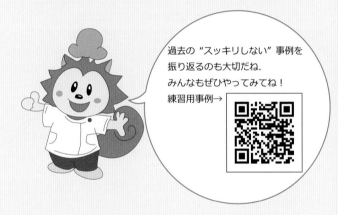

過去の "スッキリしない" 事例を
振り返るのも大切だね．
みんなもぜひやってみてね！

練習用事例→

痛みにより著明な訓練拒否を認めた事例

Case 21

1. 患者プロフィール

症例 80歳代男性

診断名 心原性脳塞栓症（脳幹, 小脳）

障碍名 重度左片麻痺, 右上肢失調, 重度嚥下障碍, 重度構音障碍, 注意障碍, 病識の低下など

生活 妻と2人暮らし

2. 事例の経過

　入院当初より訓練やケアに拒否がみられていたが, 重度構音障碍や失調により, 患者本人の訴えがわからなかった（失語はなく, 簡単な言語理解は可）. 担当者が本人の受け入れやすいと思われる内容を検討したが, 日に日に拒否が強くなり, かつ暴力やカニューレをわざと抜去するなどの行為がみられるようになった. 訓練ができないため徐々に廃用性の身体機能低下を認め, 担当者や妻にも諦めの雰囲気があった.

3. 倫理的問題およびジレンマ

・患者の拒否（自律尊重）と限られた入院期間のなかでリハビリテーションを行って機能を改善しなければならない（善行・無危害・公平）というジレンマがある.

倫理的検討：Aチーム（担当者主体）

　4分割表に基づき家族（妻）参加型の倫理カンファレンスを行った.

・問題点として, 拒否の原因のひとつと思われる "痛み" の原因と対策をもっとよく検討する必要があるのではないかという点が挙げられ, 介護の方法の再検討, 主治医による疼痛対策の投薬管理を行うこととなった.

・拒否がある患者に対しては, リハビリテーション訓練に固執するよりも, まずは本人とのラポール（信頼関係）を構築して思いに寄り添う必要があるのではないかという意見が述べられた.

・入院期間中に何とかしようという焦りはひとまず脇に置いて, まずは患者と時間をかけて対話し, 関わっていく方針とした.

● 4 分割表

医学的事項ないし適応	患者の意向
・80 歳代男性，脳梗塞，重度左片麻痺，右上肢失調，気管切開，経鼻経管栄養法管理	・優先順位：1食事，2着替え，3トイレ
・重度嚥下障碍，重度構音障碍によるコミュニケーション障碍，病識低下，高次脳機能障碍，言語理解は可	・車を運転したい，**家に帰りたい**，食べたい，**ミトンをとりたい**，右上下肢が痛い，座れるようになりたい，ベッドにいたくない，**訓練よりもゆっくりしたい**
・ADL：**拒否が続き身体機能面は悪化している**	・性格は寡黙で頑固，短気，自分のことはすべて自分で決めてきた
・予後：高度な左片麻痺は残存するが右失調はもう少し改善する可能性あり，食事はすぐに3食経口摂取は難しい	・趣味：盆栽
QOL など	**周囲の状況**
・妻：**口から食べてほしい** 家で一緒に過ごしたい **スタッフに対して申し訳ない** 一人で車椅子に座って過ごしてほしい 車椅子が自走可能になってほしい	・療法士：当初より**痛みが増強し拒否が強く**，ほとんど実施できていない
	・Ns：事前説明で了承が得られても排泄ケア以外は拒否が強い
・QOL：胃瘻造設？　離床時間延長	・**スタッフや妻に暴力あり**

・妻は「スタッフの皆さんが一生懸命やってくださっているのに，夫が拒否して申し訳ない，何か自分にできることはないか」という心情を吐露された．妻に対してのアプローチも必要であり，妻と患者の関係を重視する必要があると考えられ，妻に患者との関わり方，スタッフの気持ちなどをよく伝え，一緒に患者と関わるようにお願いすることとなった．

倫理的検討：Bチーム（アドバイザー主体・事後）

　後日，事例の振り返りとして倫理コンサルテーションという立場からアドバイザーが中心となって検討を行った．

1. 医学的事項ないし適応

・既往歴を詳しく調べ現在の症状と関係がないかを考えるとよい．気管切開カニューレ抜去の見込みとその時期や，長期的な視点における経口摂取の可能性の有無など医学的予後がわかればより対応を立てやすいだろう．

・感覚障害を含めた身体機能の状況（意識，ADL，疼痛評価，服薬状況）がより詳細にわかれば対策を立てやすくなると思われる.
・疼痛コントロールの状況と対策を考える必要がある.
・治療ゴール，回復の見通し，入院期間の見通しをチームでしっかり共有する必要がある.

2. 患者の意向

・家族や周囲の人からみた，本人の推定意思を考えてみてはどうか.
・事前の意思表示があったかどうかについても検討するとよい.
・判断能力の低下があるとしたら，代理決定者は誰になるかをチームで検討するとよい.
・現在の妻の精神状態や健康状態（心身機能など）を把握する必要がある.

3. QOL など

・リハビリテーションを含めたスケジュール状況に無理はなかったかをチームで検討する. 本人が1日のなかで安寧に過ごせる時間はあったのか？ 痛みからの解放は？
・4分割表内の QOL（胃瘻造設，離床時間延長）は，本人のことを考えているか？ 妻や医療者が一方的に考えている QOL ではないのかをよく検討する.

4. 周囲の状況

・主治医と患者，スタッフのコミュニケーションはどれくらいとれていたのか？
・他に家族はいないのか？ 他の支援者は？
介護保険利用者の場合，ケアマネジャー，サービス状況についても検討するとよい.

5. Bチームのまとめとしての意見

・コンサルテーションの依頼内容は漠然としているが，チームが患者の拒否によりどうすることもできず，それによって患者の身体機能が低下したため，どうしてよいかわからない状態になっていると考えられる.
・患者がカニューレを外そうとする行為をみて，チームはどう考え対応すべきだったのかをよく話し合う必要がある. そのためには，本人の元気だった頃の考えや気持ち，性格を含め

て分析するとよい．

・足の痛みをどうしたいか？　それが一番の欲求として出現しているため，医学的事項を詰めておく必要がある．

・入院生活に対して妻が引け目を感じていないか？　意見を言える環境か？

・痛みが自律尊重原則を阻害している可能性はないか？

・患者本人がわかる形でリスクとベネフィットを理解できるやり方で説明し，本人なりの意思表示で自分の考えを表明できるという権利を，スタッフが担保しているのかを検証して，対応する必要性があると思われる．

本事例の経過と帰結

　倫理カンファレンスにより担当スタッフや妻の気持ちに余裕が生まれ，前向きに患者と関わることができるようになった．投薬コントロール開始後より徐々に痛みが軽減したことに加え，本人とのラポールの構築，妻との関わりにより徐々に拒否が減少し，最終的には意欲的にリハビリテーションが行えるようになり，患者自身の行動変容につながった．リハビリテーションに取り組めるようになったことでお楽しみとしての経口摂取も可能となり，療養型病院へ転院となった．

まとめ

　今回，回復期病院で拒否が強くリハビリテーションが行えない患者に対して家族参加型の倫理カンファレンスを行った．このときのポイントは，痛みに対する投薬コントロール，スタッフの関わり方の統一，ご家族にも役割を担ってもらう，であったが，カンファレンスによって新たな課題がみつかったことに加え，スタッフに心の余裕が生まれ，コミュニケーションの大切さに気づくことができた．さらに家族にもチームの一員となってもらえたことが，患者自身の変容につながった．

　倫理カンファレンス（Aチーム）を行うことでスタッフや妻の気持ちに変化を認めた．投薬管理やラポール構築，妻の協力もあり，徐々に拒否は減少して患者はリハビリテーションに意欲的に取り組めるようになった．

　Bチームの意見は後日，結果を知らないスタッフが検討した

ものであるが，より客観的な視点での意見が述べられており，
今後の参考となる．

Case 22　本人の意思決定支援・夫の希望との擦り合わせに悩んだ事例

・・

1. 患者プロフィール

症例 70歳代後半女性

診断名 小脳出血

現病歴 嘔吐，意識障碍で発症し救急搬送．保存的治療後，16病日目にリハビリテーション病院へ転院

既往歴 10歳代のときに右大腿骨骨髄炎で多数の手術歴あり，50歳代で両側股関節障碍のため歩行困難（要介護3）

生活 夫，実母（認知症あり）と3人暮らし．

　70歳代で耳性めまいを契機に，ベッドからの立ち上がり，歩行不可となった．認知機能は保たれており，出前を取ったり，夫に指示をしたり，母に手伝いを頼んだりできていた．食事は自力摂取であったが，それ以外のADLには要介助．主介護者は夫である．ベッドとスロープをレンタルするのみで，他のサービスは本人の拒否があり利用していなかった．排泄は差し込み便器，夜間はオムツを使用し，入浴はせずに清拭のみで対応．外出は好きではなく，3か月に1回リクライニング車椅子に乗り介護タクシーでかかりつけ医に受診に行くのみであった．

2. 事例の経過

　転院時（小脳出血後約3週），軽度の意識障碍があり，全般的な認知機能の低下と発動性の低下がみられた．食事も含めてADL全介助．今後の見通しも自力摂取の獲得は難しく，全ADLに介助が必要と評価された．また，両股関節，膝関節，足関節に拘縮，両下肢尖足があり，自己にて体位交換が難しく，褥瘡のリスクも高かった．医療スタッフは，病前からサービス利用の拒否があり，十分なケアが受けられていなかった可能性が高く，病前より介護量が増加した現在は，褥瘡のリスクも考慮すると，施設ケアのほうがよいのではないかと考えていた．

　夫は，実母と本人を離すべきではないと考え，施設入所は考えておらず，今回も自宅退院を希望している．

　本人の意向は，はじめは自宅退院を希望していたが，途中で「施設のほうが楽」「どちらでもいい」と言い，発言の一貫性が乏しく意思確認が難しかった．

医学的事項ないし適応	患者の意向
・70 歳代後半女性，小脳出血を契機に軽度の意識障碍・認知機能・発動性低下あり，ADL 全般的に介助が必要であり，拘縮も進んでおり褥瘡リスクが高い ・日付・場所の見当識障碍あり ※予後は？	・病前は認知機能は保たれ，家族に指示ができていたがサービス利用の拒否あり，外部に出ていくことは好きではなかった ・自宅退院希望，施設のほうが楽，どちらでもいい，と発言が一貫せず意思確認が難しい
QOL など	**周囲の状況**
・夫，実母（認知症あり）と 3 人暮らし ・長男は県外に在住．あまり連絡をとっていない ・もともと家事はすべて夫が担っていた．本人の拒否でサービスを利用しておらず，排泄は差し込み便器，夜間はオムツを使用．入浴はせずに清拭のみで対応．外出は 3 か月に 1 回のかかりつけ医受診のみ →閉鎖的な生活環境であった ・夫は，実母と本人を離すべきではないと考え，今まで施設入所は検討してこなかった．今回も自宅退院を希望	・看護師：意識レベル変動．自発性低下あり，今後も食事を含めて ADL 介助が必要．自己にて体位交換ができず褥瘡リスク高い ・療法士：離床を試みているが皮膚の脆弱性もあり移乗は 3 人介助．車椅子移動よりストレッチャー移動が実用的．傾眠傾向で積極的に関われていない．机上の検査もできず行動観察のみ ・もともと要介護 3 でベッド上生活

3. 倫理的問題およびジレンマ

・訓練にて改善効果が見込めない．
・退院先について「自宅」「施設」「どちらでもいい」と本人の発言内容が変わるため，本当の意思が確認しにくい．
・夫の「自宅退院希望」は本人の意思に沿った代理判断でよいのか？ スタッフから「施設退院で十分なケアが受けられるほうが全身状態を維持するためにもよいのではないか（善行原則）」という意見があり，どうすればよいかチームはジレンマを感じた．

倫理的検討：A チーム（担当者主体）

　4 分割表に基づきスタッフのみで倫理カンファレンスを行った．
・医療者の立場としては，適切なケアが受けられる施設退院，

または適切にケアができるか不安の残る自宅退院という選択肢においては，施設退院が望ましいのでは？　という意見が出た.

・「家に帰りたい」「施設のほうが楽」「どちらでもいい」と本人の発言が一貫していない. 自身の発言をどこまで覚えているか不明確な状況ではあるが，本人の真意を確認するための意思決定支援を行うことが必要ではないか？

・退院先だけでなく，退院後の生活についての意思を確認したい. また，自宅退院となったときのサービス利用について本人がどう考えているのかを確認したい.

・本人／夫と医師，医療スタッフ，担当ケアマネジャーが同席し，意思と方向性について再確認するのがよいのではないか？　また，ケアマネジャーに，リハビリテーションスタッフ・看護師から情報提供を行い，具体的に外出や外泊も体験したうえで検討するのがよいのではないか？

倫理的検討：Bチーム（アドバイザー主体・事後）

　倫理コンサルテーションという立場からアドバイザーが中心に事後検討を行った.
ジレンマ：夫「自宅」，本人「自宅，施設，どちらでもよい，で変動」，スタッフ「施設入所が妥当」

1. 医学的事項ないし適応

・病前の機能と今回の発病による低下，どこまで改善するのかという予後について再確認が必要.

・ACP的な視点で，終末期と考える身体レベルなのか（褥瘡，栄養摂取など）.

・食事形態は在宅で提供可能なレベルか？　覚醒レベルによって介助量の差異はあるか？

・10歳代の骨髄炎は具体的にいつ発症したのか，また程度は？ 10歳代前半の発病か10歳代後半の出来事かで意味合いが変わってくる. またその後働いてきたのかなどについてはどうなのか？

2. 患者の意向

・本人のアイデンティティがどう形成されたかによって，本人が施設でも家でもどっちでもいいと言っている背景がわかる

かもしれない.

　→医学的事項を含め，本人の「どっちでもいい」という意向（意思表明）をどこまで信頼してよいのかわからない.

3. 周囲の状況

・夫が自宅に受け入れたいという背景. 夫はどのような人なのか，今後のことをどう考えているのか？
・なぜスタッフは施設入所を主張しているのか？
・経済的な理由はどうなのか？（自宅にどうしても帰したい理由になる？）
・地域の関係機関（ケアマネジャー）からの情報がほしい.
・夫の健康状態，長男の考え，関与の仕方なども情報として集めるべきであろう.

4. 全体として

　スタッフは施設入所が妥当と考えている. しかし，家族の意向と異なり，そこに本人の意向がはっきりしないという状況でのジレンマだと思われる. 入院中の断片的な患者本人，夫，実母の理解だけでは本人の意思を推定していくには不十分である. さかのぼって，過去の家族歴・本人の成育歴を理解していく姿勢が支援者には必要と思われる. 現在は病院と本人・家族とのやりとりが主だが，ケアマネジャーなど第三者の視点が入ったほうがよい. 長男ももしかしたら第三者的な視点になり得るかもしれない.

　検討の結果，自宅退院の方向が望ましい可能性が高いのではないか（本人，家族の意思を重視）. これまでどおりの自宅生活でなくサービスを受け入れるなど，いくつかの条件を提示し，様子をみていくことが妥当ではないか.

5. 本事例の経過と帰結

・医療スタッフとケアマネジャーが同席のもと患者本人と夫への面談で現状を共有し，方向性の再確認を行った. 面談時には，本人から一貫して「家に帰りたい」との発言があり，夫も「本人が言うのであれば今まで利用していなかったが，退院後のサービスを調整してでも自宅に連れて帰りたい」と希望された. 自宅退院の方向で具体的に検討することとなった.
・夫に本人のADLを実際にみてもらい，複数回の家族指導を行った.

・しかし，複数回の家族指導を行った後，自宅退院を目前としているときに胸水の貯留を認め，心不全で全身状態が悪化し，急性期病院へ転院．数週間後に逝去された．

　事例について，当事者の進行形の対応（Aチーム）と，倫理コンサルテーションの立場（Bチーム）が検討を加えた．Bチームからは，担当者の参考になる，より客観的視点からの意見が述べられている．本人，家族の意向に沿った方針で倫理的にはジレンマが解消された形で進んでいた．

　しかしながら本事例はその後，心不全にて急性期病院へ転院となり，その後逝去された．慢性期の状態であっても高齢者では，このように急変があり得るため，可能な限り迅速な判断が求められる．本事例では倫理的に真摯な対応をとったが，やや悔いを残す結果となった．

Dr. 藤島の視点

　臨床倫理的にはよく対応できたと思っていたが，病状悪化で死亡という結果となった．やりきれない気持ちが担当チームに残った事例である．このようなことは高齢者のみならず時に経験する．死はいつ訪れるかわからない．いかなるときも真剣な対応をすべきであると心に語る事例である．

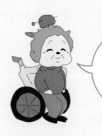

みんなで私のことをいろいろ考えてくれて　ありがとう．他の患者さんに対してもよろしくね！

高次脳機能障碍患者の退院，復職に対する希望と医療スタッフとの対応の相違

1. 患者プロフィール

症 例 50歳代男性
診断名 左被殻出血
障碍名 高次脳機能障碍

・著しい麻痺なし，ADLは全般自立
・自動車運転評価，復職希望で回復期病院へ転院
・一人でタクシーに乗って急性期病院より転院された

既往歴 1年前，脊柱管狭窄症で2か月休職
生 活 40歳代で妻と死別，子どもなし，独居．キーパーソンは妹だが，連絡してほしくないと希望あり．

2. 事例の経過

　入院期間は本人の強い希望で1か月．1年前に脊柱管狭窄症で2か月休職していたため，早期退院，即復職と強く希望し，復職にあたり運転再開は必須と思っていた．

　転院当初から，著しい麻痺もなく，ADLは全般自立で可能であったため，早期退院，早めに運転再開の希望が強く聞かれた．運転再開に対するインテーク面談を行うと，本人はリハビリテーション病院に転院すればすぐに運転再開，そして，必ず運転再開ができると思っていた．面談で，運転再開への流れや評価項目などについて説明を行うと，「そんなに大変なんだったら，ここには来なかった」「運転ができないんだったら仕事には戻れない」「去年も休んだから，そんなに長く休めない」などの訴えが聞かれた．

　担当OTは本人の訴えを傾聴しながら，繰り返し評価の流れや必要性について説明を行った．説明に対してはその場では納得したように思われたが，翌日になると再度，納得できないことや前日に行った評価や看護，リハビリテーションスタッフへクレームを訴えた．病棟では依頼したことにすぐに返答がないことや同室患者の生活音が気になり，その影響で高次脳機能評価へも影響が出ていると感じていた．

　訓練時間の前半20〜30分は看護師やリハビリテーションスタッフの対応や訓練内容に対する訴えに費やされた．自動車運

転評価のための高次脳機能評価を行うことに特に難渋し，担当OT以外のスタッフの対応へのクレーム，評価結果のフィードバック時は「あのスタッフは俺を迎えに来てから評価の準備をする．俺の訓練の時間がそのせいで削られている」「あのスタッフの説明が十分でないからできなかった」などの訴えを毎日傾聴しながら，評価を進めた．実質，訓練時間としては後半の30分しかなく，1時間で予定していたプログラムを実施できず，予定が先送りとなっていた．

副担当を依頼したスタッフへのクレームを訴えるため，担当OTも副担当に代行を頼むことにも難渋した．副担当を依頼されたスタッフへも直接的に大声でクレームを訴えるため，訓練を行うことにも大きなストレスを感じていた．

入院期間は本人の希望で1か月であり，「会社に早く戻らないとクビにされてしまう」「でも，それには車の免許がないと仕事には戻れない」と焦りもあり，本人の訴えに振り回され，なかなか評価を進めることができなかった．

高次脳機能評価の結果自体は大きく低下している部分はなかったが，注意障碍（分配），処理速度低下，構成障碍，固執，脱抑制などが認められた．主治医へはリハビリテーションの進捗の様子をカルテへ記載し，カンファレンスで報告し，評価へ協力するよう本人へ伝えてもらったが，対応は変わらず，訓練開始20分はクレームや今後の生活や就労への不安の訴えを傾聴する日々が続いた．

高次脳機能評価後，ドライビングシミュレーターを実施したが，現状では運転再開はできないと主治医から説明された．しかし「自分の車と全く感触が違うからできなかった」「車の運転ができなければ，もう会社はクビだ」「こんなんじゃ退院できない」と納得されなかった．本人が納得されない状況のまま，本人の希望入院期間の1か月が経過してしまった．

3. 倫理的問題およびジレンマ

・運転評価をして早く退院したいという本人の意向に対して，療法士サイドでは早めに退院できるようにスケジュールを組んで対応したが，訓練時間の約半分は看護師や副担当した療法士のクレームの訴えが続き，評価が進まない．（患者の意向対周囲の状況）

● 4分割表

医学的事項ないし適応	患者の意向
・50歳代男性，左被殻出血 【既往歴】 ・20歳代後半　腰椎椎間板ヘルニア，腰椎オペ実施，オペ後，腰痛，左下肢麻痺， ・40歳代　肺炎で入院，糖尿病と判明するが，治療の自己中断 ・40歳代　健康診断でうっ血性心不全判明 ・50歳代　脊柱管狭窄症，ブロック注射後，両下肢麻痺，手術を勧められるが拒否 【身体機能・高次脳機能】 ・著しい麻痺なし，ADL自立 ・高次脳機能障碍　著しい低下はなし〔注意（分配），処理速度低下，構成障碍，固執，脱抑性，攻撃性は認められる〕，失語症なし ・**ドラビングシミュレーターでは運転不可の判定**	・**早く退院したい**，去年，長く仕事を休んだから，早く退院しないといけない ・退院後にすぐに仕事に戻りたい，戻らないと会社をクビになってしまう ・復職する時には**車の運転ができないと会社を辞めさせられる** ・何かあっても，キーパーソンの**妹や両親には絶対に連絡しないでほしい** ・担当療法士以外には**大声で威圧的にクレームを訴える**
QOLなど	**周囲の状況**
・アパート2階で独居生活 ・退院後はすぐに運転，復職希望 ・今までのような暮らしをしたい ・**訓練への不満，クレームが多い**	・30歳代で結婚 ・40歳代で妻と死別 ・子供はなし，里親制度で発達障碍の子どもを2人養育したが，施設へ戻す ・80歳代両親は近所に2人暮らし，ADL自立 ・妹夫婦，姪，隣町在住 【リハビリテーション】 ・PT：運動リハビリテーションは問題なくできている ・OT：副担当には不満を直接的に訴える　**自動車運転評価は思うように進まない**　副担当者のなかには恐怖心を感じているスタッフもいた ・ST：OT同様，評価が進まず，不満の訴え多い ・看護師：病棟ADL自立のため，関わりは多くなかったが，時折，看護師の対応について病棟課長へ訴えることあり

・入院当初から高次脳機能評価や自動車運転評価を行ったとしても必ず運転開始ができるとは限らないことを伝えたが，「前医から運転ができると聞いたから転院してきたが，運転不可であれば転院した意味がない」と評価への受け入れが難しい．（医学的事項ないし適応対患者の意向，QOL）

・運転評価，復職についての説明や面談を本人だけでなく，キーパーソンの妹や両親へ説明し，協力を得られるやすくしてはどうかと伝えたが，本人からの拒否があり，周囲への連絡や協力体制が得られない．（患者の意向対周囲の状況）

倫理的検討：Aチーム（担当者主体）

・療法士へのクレームに対して：副担当は比較的クレームの少ないOTと主担当で行うようにした．情報提供や説明のズレが問題であると思われ，患者が混乱しないように一貫性を保って説明することとした．

・評価結果などの説明もその場ですぐにフィードバックを紙面で提示し，本人の希望がある時や必要時は結果を本人へコピーして渡すという方法が提案された．

・評価が進まないことに対して：現状を主治医や看護師，相談員へ説明，共有し，主治医から本人へ評価への協力を伝えてもらうことが大切である点をチームで確認した．

・高次脳機能評価：大きな低下が認められないこと，運転シミュレーターでは評価結果が「危険がある」という判定となったことを確認した．

倫理的検討：Bチーム（アドバイザー主体・事後）

1. 医学的事項

・高次脳機能の著しい低下はないとする一方で，注意（分配），処理速度低下，構成障碍，固執，脱抑性，攻撃性は認められると記載があり，判別は難しいと予測されるがどこまでが高次脳機能障碍で精神的な不安がどの程度影響しているのかが明らかになるとよい．

・不安による影響がある場合，不安感に対する薬剤の適応の有無について検討がなされるとよい．

2. 患者の意向

・患者の訴えから，患者はさまざまな「不安」を抱えていると考えられる．「不安」の要素を具体的かつ明確にできるとよい．不安の要素としては，高次脳機能評価によって現実を突きつけられること，今後の機能改善見込み，経済面など生活に関わる不安などが考えられる．

・機能予後がどの程度本人に説明されているのかが不明であるが，説明がなされることで不安軽減につながる可能性もあると思われる．

3. QOLなど

・高次脳機能評価の前に，本人との信頼関係の構築を図ることができるとよいのではないか．

・信頼関係の構築には，本人の価値観・生き方，大切にしていることを理解することが必要であり，運転評価だけでなく周囲との関係性を含め生活全般を支える必要性がある．家庭環境・病歴から，本人の訴えの背景には何らかの理由があることが感じられる．

4. 周囲の状況

・周囲で役割分担ができるとよかったか？　役割分担をすることで，訓練時間の短縮に対して本人の時間軸での思いのサポートにつながること，直接関わる療法士の負担感を減らすことにつながる．

・周囲との関係性の観点からは，身内への情報提供を拒む理由はどこにあるのか？　精神的に頼れる先がどこなのかを確認できるとよい．

・仕事内容に関する情報があるとよい．業務内容によっては運転が必須でないことが考えられる．仕事に関しては，会社と早期に情報共有することが本人の不安軽減につながる可能性がある一方で，会社とは利害関係があり本音を言うことができない可能性もあるため，利害関係のない社会保険労務士などに関わってもらう方法も一つである．

5. Bチームとしての全体として意見

・本人の意向を十分尊重して対応する必要があるのでないか？

・本人の「不安」「恐怖」「孤立」に焦点を当て，これに対して役割分担を検討できるとよかったのではないか．特に，機能

予後などの見通しが本人に説明されると，本人の安心につながるのではないか．本人を支援してくれるキーパーソンが，身内以外にいるのか確認できるとよかった．

本事例の経過と帰結

主治医と担当OTで本人とよく話をして，意向を汲み取り，退院後に実車評価（第三者の運転指導者の目を入れ，運転技能を客観的に評価してもらう）を行い，その結果次第で運転再開可能となるか決定することとし，本人へ了承してもらった．

本人は当初，病院から会社へ連絡されることを拒んでいたが，現状の説明を行い，会社に理解してもらったうえでの復職が望ましいという主治医からの説明に納得され，会社へは担当OTから連絡した．会社の担当者からは，現状の確認，課題についての確認があり，職場では可能なかぎり，業務内容や勤務体系の検討を行っていただけるとの話があり，本人へ伝えると，「少し安心しました」と少し和らいだ表情になった．実車評価ではブレーキのタイミングなど気になる点はあったが，大きな問題はないことから運転再開，退院から2週間後に復職となった．

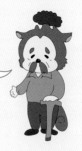

不安だと大声でどなってしまうことは，誰でもあるよね．
突然病気になって何が何だかわからなかったんだ…

●外部コンサルタントの視点 （稲葉一人）

外部コンサルタントは，現実に患者のケアに責任をもっておらず，また，病院の職員でもないため，基本「無責任」であるが，かえってケアの担当者，病院の職員でないことから，見えてくることがたくさんある．そんなコメントをここでは示してみたい．

医療者の善意（職務熱心）が，かえって医療者の焦りとなる．本事例の療法士は，患者の早期の運転再開の希望に答えようと，できるだけ介入をして，早く評価をしたいと思っていた．じつに誠実な姿である．しかし，だからこそ，患者の数々の「クレーム」に出会い，予定が先送りとなり，焦ったのである（患者に対して陰性感情を抱いたと思われる）．訓練を行うことにストレスすら感じたようである．よく，医療者は，入院患者からACPをとらなければならないと思っても，うまくとれない場合に同様な状態に陥ることがある．そのような場合，倫理コンサルテーションは，「例外ありよ」というサインを出すのである．

また，このような場面では，どうしても患者の一面的な訴えだけを取り上げてしまう傾向がある．患者がどのような背景のなかで，どのような思いでその訴えを出しているのかに思いを至らすことができないのである．この事案では，患者にとって運転とは自分の生活，大きくいえば人生でどのような意味をもっているのかまで聞き取れれば，そのクレームや怒りの表出の奥にある不安にたどり着けたのではないかと思われる．倫理コンサルテーションは，発言の奥に意味があることを示唆するのである．

本事例の倫理的ジレンマは，①患者の意向 VS 周囲の状況，②医学的事項および適応 VS 患者のQOL，③患者の意向 VS 周囲の状況，と分節できるが，倫理コンサルテーションチームは，複数の倫理的ジレンマを再度統合する．それは，複数の倫理的ジレンマに優先順位をつけることである．①と③は，要は，療法士の悩みであり，②はまさに患者の評価の受け入れが難しいということは，長い目でみれば，患者にとって「good」にならないし，療法士にとっても辛い，しかし，一番難しそうである．だからこそ，多職種で，倫理コンサルチームと時間をかけて，この②を中心に，→①・③と対処することが必要なのである．

倫理コンサルテーションは，このようなある種のクレーム対応もする．院内の通常のクレーム対応は，その名のとおり，患者の訴えをネガティブなクレームとラベルを貼り，病院の理屈でこれをねじ伏せることが中心となりがちである．そこに倫理コンサルテーションが関わることで，クレームには理由があり，クレーム発生には，病院の体制や職員の言動が影響を与えていることを示唆できることもある．

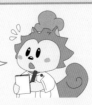

早く早くと僕も思うけど，
みんなにせかされると
焦って不安になるんだ

遷延性意識障碍のある嚥下障碍患者の代理判断

1. 患者プロフィール

症例 70 歳代男性

診断名 右視床出血, 脳室穿破, 急性水頭症.

障碍名 遷延性意識障碍 (発症 5 か月), 重度左片麻痺, 嚥下障碍

・気管カニューレ (スピーチタイプ)・経鼻胃栄養チューブ
 (以下, NG チューブ) 挿入中 (ミトン装着)

・ADL 全介助, コミュニケーション不可

・経過中の誤嚥性肺炎はなし

・吸引回数は 1 日 0 ～ 3 回

・遷延性意識障碍があり, 3 食経口摂取は困難. 代替栄養が必要

・今後も意識障碍の大きな改善は乏しいと思われる

生 活

・妻 (定年後嘱託勤務) と 2 人暮らし. 息子 2 人は近隣に在住

・発症前まで, 会社経営. スポーツや園芸をたしなんでいた

・食に関心が高かった

2. 事例の経過

　X 年に外出先で倒れ, 急性期病院へ搬送. 急性水頭症により頭蓋内圧が亢進. 気管内挿管し人工呼吸器管理開始. 脳ヘルニアが懸念され, 内視鏡下脳内血腫除去術・脳室ドレナージ施行. 抜管したが舌根沈下による酸素化不良で, 気管切開術を施行し気管カニューレ (単管カフ付き) 管理となった. 脳室腹腔シャント術を施行.

　X 年 + 2 か月で経鼻経管栄養法 (NG 法), 尿道カテーテル留置し, ADL 全介助でリハビリテーション病院へ入院となった.

　入院時 (発症 5 か月) は, 遷延性意識障碍 (JCS10-20) により, 開眼しているものの追視はなかった. 入院後にカフ付きカニューレから発声が可能なスピーチタイプの気管カニューレに変更したが, 唾液誤嚥はほとんどなく, 気管カニューレからの吸引はほとんど必要なかった. しかし随意的な口腔器官運動や発声もなく音声による有効なコミュニケーション手段にはなら

なかった．気管カニューレや NG チューブ抜去予防のために右手にミトンを装着していた．

入院後は，PT・OT・ST による訓練が行われたが，ADL 全介助はほぼ変わりなく経過した．覚醒状態がよければ，ごく稀に声かけに対して首振りや頷きで YES-NO 反応がみられるようになったが，覚醒にはむらがあった．「あー」などの発声はあるが有意味語はなく，意思疎通および表明は困難であった．

経口摂取訓練では，咽頭期の嚥下機能はおおむね良好であったが，遷延性意識障碍があり摂取量が十分得られないことがおもな問題であった．3 週間，1 食経口摂取訓練を継続し，誤嚥性肺炎の発症はなかったが，開口したりしなかったり，口腔内に溜めこんだまま止まったりと経口摂取のみでの栄養管理は困難であった．経口摂取訓練時に，本人の嗜好に合わせた食事提供なども試みたが表情変化はみられなかった．本人の意思は確認できないが，元来本人は食への関心が高かったこともあり妻は 3 食経口摂取することを強く望まれた．

3. 倫理的問題およびジレンマ

・本人が食べたいかどうかわからないまま経口摂取を継続するべきか？（開口しない，口の中に溜め込むのは本人の意思？）
・ミトンを外したいが，NG チューブや気管カニューレを自己抜去してしまうと再挿入が必要となってしまう．
・本人の意思がわからないまま，妻の思いをそのまま遂行することがよいのか？（代理判断は本人の推定意思なのか，妻の意思なのか？）

倫理的検討：A チーム（担当者主体）

・ST として食べさせることで嚥下機能を維持・改善させるという使命がある一方で，本人が食べたいかわからない状況，さらに家族の強い希望があり経口摂取を続けており，患者の QOL につながっているのかわからず，悩ましい事例であることが共有された．
・経口摂取推進のためにも，リハビリテーション病院に入院している間はできる限り経口摂取を継続することとした．しかし，開口しないときには無理して食べさせないこととした．
・リハビリテーション病院での NG チューブ抜去歴はないため

● 4分割表

医学的事項ないし適応	患者の意向
・70歳代男性，右視床出血，脳室穿破，遷延性意識障碍．発症から5か月以上経過 ・**スピーチタイプの気管カニューレ・NGチューブ挿入中（ミトン装着）** ・ADL全介助，コミュニケーション不可 ・経過中の誤嚥性肺炎はなし ・吸引回数は1日に0〜3回 ・**遷延性意識障碍があり，3食経口摂取は困難．代替栄養法の検討が必要** ・今後も意識障碍の大きな改善は乏しいと思われる	・覚醒状態がよければ，ごく稀に声かけに対して首振りや頷きでYES-NO反応がみられることあるがあいまいである ・発声はあるが有意味語はなく，**意思疎通および表明は困難**

QOLなど	周囲の状況
・現在の代替栄養が患者の苦痛になっていないか？ ・NGチューブや気管カニューレを自己抜去してしまう可能性があるためにミトンを外すことができない ・表情不変などから本人が真に食べたいと感じているのか不明確で，食事が苦痛となっていないか？　お楽しみレベルの経口摂取とは違い，「食事」として経口摂取訓練を続けるべきか？ ・大きな回復が見込めないなか，妻や長男の意向を尊重して回復期病院での**リハビリテーションを継続すべきか？**　また，**どういうゴール設定が本人の最善の利益につながるか？**	キーパーソン：妻（定年後の嘱託勤務）妻と2人暮らし．息子2人は近隣に在住 妻： ・**3食経口摂取させてほしい** ・**少しでも長くリハビリテーション病院でのリハビリテーションを希望** ・訓練を続ければ，意識状態がよくなるのではないか ・働いているため，自宅では介護できない．老健への入所を希望している 長男： 　胃瘻の話は先生にお願いしたい．施設入所は変わりないが施設に入ると訓練が進まないと思うのでできるだけここにおいてもらって施設へと考えている 次男：来院ないため不明

見守り下でミトンを外せるか評価することとした．
・施設退院も考慮して気管孔閉鎖ができるのか評価を行うこととした．気管孔閉鎖できた場合にはあらためて胃瘻造設を検討することとした．
・妻の現状理解を促すために食事場面を見学してもらうこととした．

・3食経口摂取を強く希望している妻の発言は本人の推定意思なのか，妻の希望なのかをしっかりと確認することとした.

倫理的検討：Bチーム（アドバイザー主体・事後）

1. 医学的事項ないし適応

・今回の情報より，今後も意識障碍の大きな改善は乏しいと思われるが，意識障碍の予後について十分に検討するとよい.
・気管カニューレは医学的に本当に必要なのかを再検討できるとよい.
・経口摂取を続けていくことは医学的見地から妥当なのかを再検討できるとよい.
・そもそも患者は「食べ物」の認識ができているのかを確認できるとよい.
・何をゴールとするか，妥協できる点を探していく必要がある.

2. 患者の意向

・ミトンを外すことにより，NGチューブを抜去してしまうリスクはどの程度あるのか？　そこに本人の意思の手がかりになるものがあるのではないか.
・食の関心が高かったとのことだが，具体的な内容はどのようなものであったか.
・現在の本人は，本当に経口摂取したいと思っているのかを，医療者の先入観なく検討できるとよい.
・覚醒状態がよいときの本人の反応や様子はどうだったのか？
・もともと元気だった頃から治療意思決定の代諾者を誰かに任せたい，自身で意思表明が難しくなった場合はこのようにしてほしいといった話し合いの機会はあったのか確認するとよい.

3. QOL

・食べるという行為は，リスクやデメリットを伴うものであるが，食べることが本人のQOLにつながっているのか確認したい.
・胃瘻造設によりミトンを外すことができれば本人の苦痛も軽減する可能性があるのではないだろうか. 本人の推定的意思を家族とともに検討する必要がある.

4. 周囲の状況

・家族が摂食訓練の様子を見学したり体験したりする機会などはあったのだろうか. もしなければ見学を促すのもよいと思われる.

・コロナ禍による院内感染予防対策などにより, やむを得ず家族面会や家族指導が中止となるなどの障壁があったのだろうか?

・医療スタッフが家族の期待に応えようとさまざまな策を講じつつもなかなか状況が上向きにならないなかで, 医療スタッフが食事介助に対して疲れを感じている可能性もあるため, スタッフへの支援も必要ではないか.

・介護老人保健施設入所希望とのことだが, 希望する施設の受け入れ条件に本人の状態が見合わない部分が多いので, 退院先の検討が必要ではないか.

・介護老人保健施設に限らず, 今後の生活場所によっては, 気管カニューレなどへの医療処置があると受け入れてもらえないところもあるのではないだろうか.

・キーパーソンである同居の妻は, 今後の見通しや病状の理解ができているのであろうか. 家族が考える回復への期待を受け入れつつ, 現実的に可能かどうかのすり合わせを行えるとよい.

・妻だけでなく, 長男, 次男も交えた家族内のコンセンサスがあるとよい.

5. Bチームのまとめとしての意見

　今回の情報からは, 医学的事項および適応として, 今後も意識障碍の大きな改善は乏しいと思われるが, 意識障碍に対する検討や気管カニューレ継続の是非, 患者がそもそも「食物」を認識できているのかといった障碍像の明確化を行うことが必要であろう.

　覚醒状態がよいときの本人の反応や食べたときの反応や表情などを観察することによって, 現在の本人が本当に経口摂取したいと思っておられるかについて (推定意思) を, 医療スタッフ間で共有したい. また, 食への関心が高かったという情報に対しては, 元気だった頃から治療意思決定の代諾者を誰かに任せたい, 自身で意思表明が難しくなった場合はこのようにして

ほしいといった話し合いの機会はあったのだろうか．家族の語りを傾聴し，具体的な内容を確認することによって，本人・家族の食に対する価値観を深める手助けとしたい．

QOL については，上記に示した情報が整理されてくることによって，食べるという行為自体が，患者への脅威となる可能性がみえてくるかもしれない．また，身体抑制であるミトンの使用に対しては，恐らく最小限の安全対策として，やむを得ず使用している状況とは思うが，本当に NG チューブを抜去してしまいそうなのか，その必要性については日々の検証が必要だと思われる．どうしても外せないと判断された場合においては，胃瘻造設を検討することによって，ミトンを外すことができ，結果的に本人の苦痛軽減につながる可能性があるかどうかを考慮したい．

周囲の状況として，キーパーソンである同居の妻は，リハビリテーション入院の長期継続により意識状態が改善されると考えているが，今後の見通しについての説明は十分なのか確認したい．また，病状理解の手助けとなるような，家族への摂食訓練の様子の見学や体験の機会があるとよいのではないか．また，今後について介護老人保健施設への入所を希望しているが，希望施設の受け入れ条件と本人の状態が合致するのか，家族がその点を不安に感じていないかなどについて，今一度確認が必要である．

医療スタッフに対しては，家族の期待に応えようとさまざまな策を講じつつも，なかなか状況が上向きにならないなかで，食事介助を続けていくことに対しての疲労感や焦りなどが増している可能性があるため，スタッフへの支援も必要と思われる．

総じて，この患者にとってのゴールをどこに置くか，患者・家族・病院スタッフ・地域関係機関がそれぞれ妥協できる点を探していく必要があると思われる．

本事例の経過と帰結

ミトンを外す時間の延長と，気管孔閉鎖に向けて評価を行い，最終的には気管孔閉鎖と，家族とともに本人の推定的意思を考慮して胃瘻造設術が施行され，ミトン装着はなくなった．経口摂取については，妻に食事場面の見学と介助摂取の指導を行い，

現時点での3食経口摂取は難しいことを理解された．また，妻より「もともと食べることがホントに好きだった．今も口を開けているときには食べたいんだと思う」と本人の推定的意思を確認できた．妻へ複数回の食事介助指導を行いお楽しみレベルで療養型病院へ転院となった．

まとめ

　本人の意思がわからない場合，関わるスタッフは最善と思いながらも本人が望んでいることかと悩みながら実施せざるを得ない．本人の推定意思を確認することで，モヤモヤが軽減する可能性がある．

●外部コンサルタントの視点　　　　　　　　　　　(稲葉一人)

　「外部」の「法律」と「倫理」の専門家（外部コンサルタント）から話をする．「外部」であることで，より原理や原則に沿ってより客観的な視点を提示する．「法律」の専門家であることから，患者の権利の侵害や，医療者の法的義務の違反には目を配る（が通常は，これはあまり問題とならない），「倫理」の専門家であるために，医療者の最終的な目標である倫理的であるための視点を提示する．一言でいえば，対処の仕方において，患者中心の医療となっているかに目を配りながら，患者のQOLを高めるために医療者が見過ごしていることはないかをチェックする役割である．

　事案をまず大きく捉えると，急性期病院での当面の対処の後，ある意味丸投げの状態で，本病院が事例を受け入れている．その段階で，前病院との情報の共有はどこまでなされていたか．ともあれ，本病院は，脳外科などの対応ができ，かつ，リハビリテーションに定評がある病院であるというアドバンテージを活かすことが必要となる．つまり，普通のリハビリテーション病院より，手厚い対処が求められる（法的には，医療水準は，病院によって異なるということである）．

　まず，4分割表を書くと，患者の意思決定能力の判断に困る事例であることが読み取れる．その場合，医学的な適応とも関連するが，患者が意思決定するために，医学的に介入することが必要といえる場合だと思われることに気がついただろうか．もし介入しないとなれば，患者の意思は少なくとも今以上掘り下げられないことになり，患者の意思の比重は低くなる．まだ患者の意思を確定的に判断するのは早いのである．本人の自己決定権を充足するために（法的視点），本人の「残存する意思決定能力」をより医学的にも，コミュニケーションの面から促進して，意思決定を支援することが，倫理的な第一歩なのである（倫理的視点）．

次に，患者の次の受け入れ先を考える過程で，受け入れてもらうために条件を充足する場面がある．看取りの同意やDNARの同意をとるなどである．時に，病院や施設側の都合が色濃く出てくる場面で，最もトラブルが生ずる場面である（法的視点）．本事例でも，胃瘻造設の問題が出ている．これを検討するには，そのような施設選択が，考えられる選択肢のなかから最善と考えられ，本人への適切な意思決定支援を経たうえで，何よりも本人の理解と了解が必要であり，それができないときでも，家族による本人の推定意思と，家族の理解と了解を得る必要がある（倫理的視点）．

　本人の食べる（経口摂取の）意思について，医療者の評価に迷いがあるが，「本人が食べたいかどうかわからない」ときは，まずはオプトイン（食べることの優先順位が高い）である．食べることは人の生存にも，また，文化にも関わる問題だが，食べることが基本であり，それに対して本人から食べたくないという意思が示された場合には，「食べることを断念する」という思考になるだろう．この観点からは，開口しないことや口の中にため込むことが食べたくない意思と断定することは難しいのではないだろうか（患者の権利に関するリスボン宣言 1 の「良質の医療を受ける権利」には，このような基本的な食べることの権利が認められていると考えられる．患者中心の医療）．

　倫理コンサルテーションが扱う事例には同じ事例は二度となく，つねに私たちが事例の個別性に向き合わなければならない．しかし，前述した「法的視点」「倫理的視点」などには，共通する視点が含まれている．個別性と類型性・抽象性の間を行き来することこそが，倫理コンサルテーションなのである．

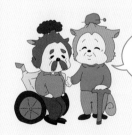

患者の意思がわからないときには，
本人と親交の深い方（家族や友人など）に
推定意思を確認することが大切ね！

　倫理に関する本は多く出版されている．しかし，初心者はどれを読んでよいかわからない．リハビリテーションの倫理に特化した本は現在のところ本書のみであるが，臨床倫理を勉強してみたいと思われる読者は，まず以下の書籍を手に取ってみてはいかがだろうか．

●日本臨床倫理学会（監修），箕岡真子（著）：臨床倫理入門．へるす出版，2017．

　臨床倫理を系統的に勉強したい方におすすめ．医学部の学生レベルで記述されている．看護学生やすでに現場で働いている医療者にも役立ち，頭の整理ができる．これ1冊を本当に理解すれば相当の力がつく．通読もできるし，折に触れて関連部分を振り返るときにも役に立つ．座右の書として手元に置いていただきたい．なお，続編は『臨床倫理入門Ⅱ』として各科領域の臨床倫理が専門家によって書かれている．残念ながらリハビリテーションという項目はない．

●野口善令（編）：名古屋第二日赤流　臨床倫理コンサルテーション　実例に学ぶ，本当に動けるチームの作り方．羊土社，2021．

　臨床倫理活動をいかにして始め，運営・維持していけばよいかについて，早くからこの活動に取り組み定着させてきた，名古屋第二日赤・倫理コンサルテーションチームのノウハウが書かれていてとても参考になるし，具体例も多くとても勉強になる．野口先生のリーダーシップのもとスタッフの皆様の苦労が手にとるようにわかる．稲葉一人先生が外部委員としてコンサルテーション活動を支えているという事情（奇跡）が，チームに自信を与え，この活動に命を吹き込んでいるように思える．

●稲葉一人，板井孝壱郎，濱口恵子：ナースの"困った！"にこたえる　こちら臨床倫理相談室：患者さんが納得できる最善とは．南江堂，2017．

　臨床で看護師が悩ましく思う看護場面をあげ，看護師からの

疑問・相談に応えるかたちで臨床倫理の専門家が考え方を解説している．法的，倫理的な観点から読者に直接語りかけるような語調で展開しているが，内容はきわめて充実している．看護師のためにと書かれているが，看護師に限らず医師や他の医療者にとっても非常に役立つ知識が満載されている．事例も豊富である．難しくはないが，気軽に読めるとは思わないで，じっくり腰を落ち着けて読むべき本である．

●箕岡真子，稲葉一人：わかりやすい倫理—日常ケアに潜む倫理的ジレンマを解決するために．ワールドプランニング，2011.
　介護現場において倫理の問題を中心にQ & A形式でわかりやすく解説している．優しい語り口で記述され，どんどん読めて，読み進むうちに倫理とは何かが自然に理解される．箕岡先生の文章はご講演のときのように流れるようでとても読みやすい．箕岡先生の著書は他にもたくさんあるが，『認知症ケアの倫理』（ワールドプランニング）も人間の尊厳に関する含蓄深い記述があり，勉強になる．認知症に関心のある読者には大変おすすめである．

●箕岡真子，藤島一郎，稲葉一人：摂食嚥下障害の倫理．ワールドプランニング，2014.
　筆者が専門とする摂食嚥下障碍についての本である．リハビリテーション科の医師やSTで摂食嚥下障碍患者を扱う際にはとても大切な内容が書かれている．摂食嚥下障碍についても基礎的なことが記述されているし，その摂食嚥下障碍を学びながら，臨床倫理の大切なエッセンスを学ぶことができるような構成となっている．なお，『嚥下医学』（日本嚥下医学会）2021年第10巻第1号にも「嚥下障害と臨床倫理」という特集が組まれていて，さらに深い内容が記述されている．

●堂囲俊彦（編），竹下　啓，神谷惠子，長尾式子，三浦靖彦（著）：倫理コンサルテーション ハンドブック．医歯薬出版，2019.

●堂囲俊彦, 竹下　啓（編）：神谷恵子, 長尾式子, 三浦靖彦（著）：倫理コンサルテーション ケースブック. 医歯薬出版, 2020.

　この2冊はセットと考えられる. 前者では医療現場で生じるさまざまな倫理的な問題に対処する倫理コンサルテーションをどのように導入・実施して行けばよいか, 具体的に解説. 後者は, 多種多様な困難事例に対する具体例を, 関連するガイドライン, 法律, 判例などを示しながら詳しく解説している. 中級から上級編かもしれないが, 全く同一ではなくとも, 日常遭遇する倫理問題はほとんど本書に登場するといっても過言ではないほど充実している.

●雑誌としては『総合リハビリテーション』（医学書院）2022年第1号に「リハビリテーションにおける臨床倫理と合理的配慮」という特集が組まれている. 『クリニカルリハビリテーション』（医歯薬出版）にも2019年8月号〜2020年5月号まで合計10回で以下の連載があるが, 文献検索ではヒットしくいのでご紹介する.

連載「リハビリテーション医療における臨床倫理」
（クリニカルリハビリテーション）
1　臨床倫理入門（稲葉一人）
2　臨床倫理カンファレンスの進め方（稲葉一人）
3　誤嚥性肺炎を反復した重度嚥下障害遷延症例の臨床倫理
　　（岡本圭史・藤島一郎, 他）
4　事例紹介：認知症（三浦久幸）
5　事例紹介：神経難病（長嶋和明・荻野美恵子）
6　事例紹介：失語症（渡邊淳子）
7　事例紹介：小児や重症心身障害児（者）（遠藤雄策）
8　事例紹介：身体拘束（圓増文・鈴木琢也, 他）
9　臨床倫理への取り組みと今後の課題（箕岡真子）
10　臨床倫理を学ぶことの意味（新田國夫）

（藤島一郎）

索　引

214

はじめての　リハビリテーション臨床倫理
ポケットマニュアル　　　　　　　ISBN 978-4-263-26668-7

2023年1月20日　第1版第1刷発行

編集責任者　藤　島　一　郎

発行者　白　石　泰　夫

発行所　**医歯薬出版株式会社**

〒113-8612　東京都文京区本駒込1-7-10
TEL.（03）5395-7628（編集）・7616（販売）
FAX.（03）5395-7609（編集）・8563（販売）
https://www.ishiyaku.co.jp/
郵便振替番号　00190-5-13816

乱丁，落丁の際はお取り替えいたします　　　印刷・木元省美堂／製本・皆川製本所